外科护理实训指导

主　审　李惠萍

主　编　李树雯　杨锡瑶

副主编　杨娅娟　苏　丹　曹志国

编　委（以姓氏笔画为序）

叶　云　（安徽医科大学临床医学院）

孙　镝　（中国科学技术大学附属第一医院）

江一铃　（安庆医药高等专科学校）

苏　丹　（安徽医科大学护理学院）

李树雯　（安徽医科大学护理学院）

杨娅娟　（安徽医科大学护理学院）

杨锡瑶　（安徽医科大学第二附属医院）

沐婷玉　（安徽医科大学护理学院）

张　芳　（安徽医科大学护理学院）

张　柳　（安徽医科大学护理学院）

张　婷　（安徽医科大学护理学院）

张凤凤　（安徽医科大学护理学院）

袁梦梦　（安徽医科大学护理学院）

曹志国　（皖西卫生职业学院）

龚永芳　（安徽医科大学护理学院）

彭　静　（安徽卫生健康职业学院）

谢玉环　（安徽医科大学第一附属医院）

戴　田　（安徽医科大学第二附属医院）

中国科学技术大学出版社

U0256645

内 容 简 介

本书包括外科护理学常用技术、外科护理学综合性设计性实验、外科护理学临床见习3个部分,并配套外科护理实验报告,以案例情景导入课程学习,呈现临床真实情境,以解决临床实际问题,使教与学贴近临床和专科发展现状,引导学生巩固与掌握基本理论,重点学习外科护理学技能操作,强化理论与实践的结合,着重培养学生的临床实践和思维能力,为临床实习及将来从事临床护理工作奠定坚实的基础。

本书可供高校护理专业学生使用。

图书在版编目(CIP)数据

外科护理实训指导 / 李树雯,杨锡瑶主编. -- 合肥:中国科学技术大学出版社,2024.1
(2025.1重印)

ISBN 978-7-312-05859-2

Ⅰ. 外… Ⅱ. ① 李… ② 杨… Ⅲ. 外科学—护理学 Ⅳ. R473.6

中国国家版本馆 CIP 数据核字(2024)第002366号

外科护理实训指导
WAIKE HULI SHIXUN ZHIDAO

出版	中国科学技术大学出版社
	安徽省合肥市金寨路96号,230026
	http://press.ustc.edu.cn
	https://zgkxjsdxcbs.tmall.com
印刷	安徽国文彩印有限公司
发行	中国科学技术大学出版社
开本	787 mm×1092 mm 1/16
印张	9.5
字数	224 千
版次	2024年1月第1版
印次	2025年1月第2次印刷
定价	40.00元(含实验报告)

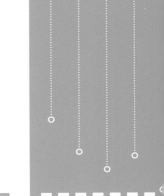

前　言

　　安徽医科大学护理学专业于2019年入选首批国家级一流本科专业建设点，"外科护理学"作为本专业的主干课程之一，实践性和应用性较强。针对高校护理专业学生开展全方位的外科护理临床技能培养，将为提升其岗位胜任力打下坚实的基础。外科护理学的实验教学主要培养高校护理专业学生的临床思维和实践能力，为紧跟临床护理专科化发展现状，主动契合国家技能比赛要求以及有效融合线上教学资源，深入推进医学教育综合改革，丰富医学实践教学体系，我们编写了本书。

　　本书由安徽医科大学护理学院和安徽医科大学第二附属医院牵头，依托安徽省教育厅质量工程省级教材建设项目，参考《外科护理学》（人民卫生出版社第七版）教材，组织领域内资深护理教育者和临床护理专家共同编写，为外科护理学实验教学、临床见习、理论与技能考核提供参考。

　　本书包括外科护理学常用技术、外科护理学综合性设计性实验、外科护理学临床见习3个部分，并配套外科护理实验报告。第一部分外科护理学常用技术涵盖外科常用19项操作，且每项操作附带二维码，可链接线上教学视频和练习题，视频均由本团队根据教学内容拍摄完成，提供开放性学习环境。第二部分外科护理学综合性设计性实验，以不同系统常见的外科病人为例，围绕案例逐步深入,全面呈现重点内容。第三部分外科护理学临床见习,凝练了临床见习的重难点。外科护理实验报告,设计为单独成册,便于学生在学习过程中加以使用。

本书配套电子课程资源,读者可扫码观看:

电子课程资源

参加此书编写的各院校老师和临床护理专家精诚合作,为本书倾注了大量的精力和汗水,在此一并表示感谢。由于时间和水平有限,书中难免有不足之处,恳请广大师生不吝指正,提出宝贵意见,以便日后修正。

编　者

目　录

第一章
外科护理学常用技术

操作一　手术前皮肤准备

操作一练习题

【情境导入】

病人,女,42岁,因转移性右下腹痛2小时,伴恶心、呕吐,拟急性阑尾炎入院,准备急诊行腹腔镜下阑尾切除术。目前医嘱给予抗炎输液处理,并行急诊术前准备。请思考:

1. 针对该病人,术前需要做好哪些准备?

2. 针对该病人,请说出其皮肤准备的范围以及如何对其进行皮肤准备。

【学习目标】

1. 知识目标:掌握皮肤准备的目的、意义以及常见手术的备皮范围。

2. 技能目标:能够正确进行备皮操作。

3. 素质目标:操作中尊重病人隐私,动作轻柔,态度认真严肃。

【理论知识】

手术区皮肤准备,简称"备皮",是减少手术区皮肤细菌数、预防手术切口感染的重要环节。一般在手术前1天指导病人剪短指甲、沐浴、更衣;重点做好手术区皮肤准备,剃除毛发,清除局部皮肤污垢。若切口周围毛发不影响手术操作,可不用剔除。备皮时间以术前2小时为宜,若皮肤准备时间超过24小时,应重新准备。

1. 备皮方法

近年来,为了探求高效、经济的皮肤准备方法,国内外学者进行了许多研究,主要包括皮肤清洁法、除毛法两种。手术区若毛发细小,可不必剃除;若毛发影响手术操作,手术前应予剃除。

皮肤清洁法可以在降低手术部位感染风险的基础上,保留术野毛发,皮肤清洁法还具有保护病人隐私、减少护理人员工作量、降低物品消耗和提高病人满意度等优点。

术前去除毛发便于缝合伤口和使用敷料,降低手术部位感染风险,临床上常用的除毛法包括剃毛、剪毛和化学剂脱毛。研究表明剃毛本身可能损伤切口处皮肤,造成肉眼看不到的表皮损伤,成为细菌生长繁殖的基础和感染源,增加手术切口感染的机会。因此,对这种备皮方法至今尚有争议。

2. 备皮范围

手术区皮肤准备范围一般包括切口周围至少15 cm的区域,不同手术部位的皮肤准备范围见表1-1和图1-1。

表 1-1　常见手术皮肤准备的范围

手术部位	备 皮 范 围
颅脑手术	全部头皮及颈部皮肤,保留眉毛
颈部手术	上自唇下,下至乳头水平线,两侧至斜方肌前缘
胸部手术	上自锁骨上及肩上,下至脐水平,包括患侧上臂和腋下,胸背均超过中线5 cm
上腹部手术	上自乳头水平,下至耻骨联合,两侧至腋后线
下腹部手术	上自剑突,下至大腿上1/3前内侧及会阴部,两侧至腋后线,剃除阴毛
腹股沟手术	上自脐平线,下至大腿上1/3内侧,两侧至腋后线,包括会阴部,剃除阴毛
肾手术	上自乳头平线,下至耻骨联合,前后均过正中线
会阴部及肛门手术	上自髂前上棘,下至大腿上1/3,包括会阴部及臀部,剃除阴毛
四肢手术	以切口为中心包括上下方各20 cm以上,一般超过远近端关节或整个肢体

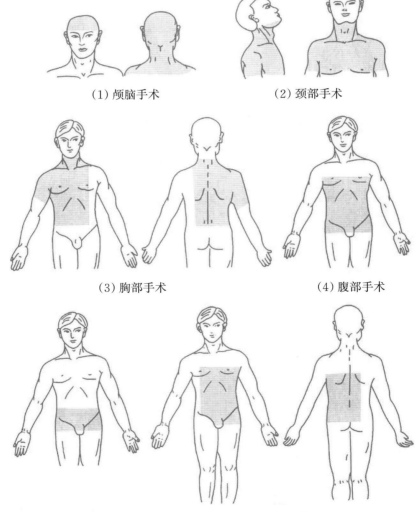

（1）颅脑手术　　　　　　　（2）颈部手术

（3）胸部手术　　　　　　　　（4）腹部手术

（5）腹股沟手术　　　　　　（6）肾手术

图 1-1　各部位手术皮肤准备范围

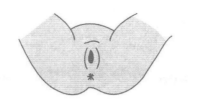

（7）会阴部及肛门手术

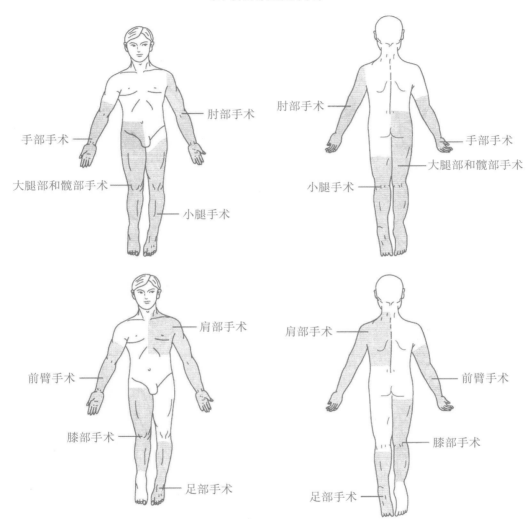

（8）四肢手术

图1-1 各部位手术皮肤准备范围（续）

【操作方法】以剃毛法为例

1. 护士准备

着装整齐、修剪指甲，洗手、戴口罩。

2. 转抄和核对

转抄并双人核对医嘱单、执行单。

3. 问候和核对

向病人问候并核对病人信息(床头卡及腕带)。

4. 评估

(1)评估病人全身情况,是否能下床活动、是否在进行相关治疗等。

(2)评估病人局部情况,手术部位备皮范围内的皮肤是否完好,是否有感染、损伤等异常情况。

(3)评估环境是否清洁、温度是否适宜、光线是否明亮,合理安排备皮场所和备皮时间等。

5. 用物准备

(1)治疗车上层:一次性备皮包(内含一次性备皮刀具、弯盘、手套、海绵刷、纱布、皮肤润滑剂等)、手电筒、一次性治疗巾、一次性使用速干手消毒液、医嘱单、护理记录单、治疗盘。脐孔部位需要准备棉签、清洁剂(如汽油、润肤油、肥皂液)、消毒剂(如1%碘伏、75%乙醇)等。骨科手术还应准备软毛刷、75%乙醇、无菌巾、绷带等。

(2)治疗车下层:脸盆(盛热水)及毛巾、医疗垃圾桶、生活垃圾桶。

6. 具体操作

(1)做好解释工作,将病人安置在换药室或有遮挡的病室。

(2)铺治疗巾,暴露手术区,注意保暖。

(3)打开备皮包,戴上手套,用海绵刷蘸取皮肤润滑剂涂抹局部皮肤(图1-2);一手用纱布绷紧皮肤,另一手持备皮刀以45°角剃除毛发(图1-3),分区剃净,切勿剃破皮肤。

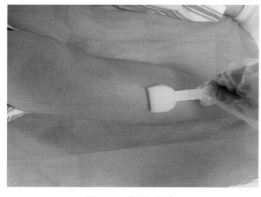　　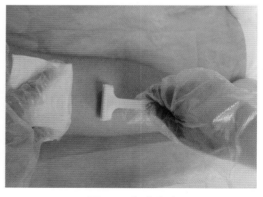

　　　　图1-2　润滑皮肤　　　　　　　　　　图1-3　备皮方法

(4)剃毕再仔细用手电筒检查毛发是否剃净。

(5)用温水毛巾擦净备皮区皮肤。

(6)撤治疗巾,脱手套,洗手。

(7)腹部手术用清洁剂清除脐孔污垢,再用消毒剂消毒。

(8)整理床单位,协助病人取舒适卧位,告知病人及家属术前的注意事项。

(9)清理用物,洗手,准确记录。

7. 特殊部位手术的皮肤准备

(1)腹部手术:先用清洁剂清洗脐孔污垢,再用消毒剂消毒脐孔。目前常用的清洁剂有汽油、润肤油、肥皂水等。消毒剂则常用碘伏、酒精、过氧化氢等。

（2）颅脑手术：术前3天剪短头发，每日洗头1次，术前2小时剃净头发，用肥皂水洗净头皮，戴清洁帽子。

（3）口腔手术：入院后保持口腔清洁卫生，入手术室前用复方硼酸溶液漱口。

（4）手、足及面部、会阴部手术：术前可用氯己定反复清洗，再去除局部毛发。

（5）阴囊、阴茎部手术：入院后每日用温水浸泡，肥皂水洗净，于术前1天备皮，范围同会阴部手术。

（6）骨关节四肢手术：术前1～2天先用肥皂水洗净患肢，并用75％乙醇消毒后再用无菌巾包裹。第3天进行剃毛、清洗，用75％乙醇消毒后用无菌巾包扎，待手术当天早晨重新消毒后再用无菌巾包扎。

【注意事项】

（1）备皮时注意遮挡和保暖。

（2）若皮肤上有油脂或胶布粘贴痕迹，用松节油或75％乙醇溶液擦净。

（3）剃毛刀应锐利，并应绷紧皮肤，刀架与皮肤成45°角。

（4）动作应轻巧，防止损伤表皮和增加感染的可能性。

（5）剃毛后应检查皮肤有无刮伤等异常情况，一旦发现应及时记录并通知医师。

【操作流程】

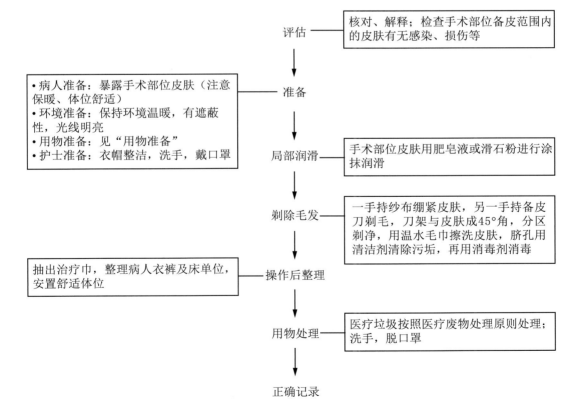

【评分标准】

手术区皮肤准备操作评分标准

项　目	项目总分	要　求	标准分	得分	备注
素质要求	10	服装、鞋帽整洁	5		
		仪表大方,举止端庄;语言柔和、恰当,态度和蔼可亲	5		
操作前准备	10	评估	2		
		核对医嘱	2		
		洗手,戴口罩	2		
		备齐用物	4		
操作过程	50	核对,解释	4		
		关门窗,围屏风	3		
		铺一次性治疗巾	3		
		暴露手术野,注意保暖	5		
		打开备皮包,戴手套,润滑局部皮肤	5		
		一手用纱布绷紧皮肤,另一手持备皮刀,刀架与皮肤成45°角剃毛,分区剃净,勿剃破皮肤	10		
		用温水毛巾擦净备皮区皮肤	5		
		剃毕用手电筒仔细检查备皮区	5		
		腹部手术用清洁剂清除脐孔污垢,再用清水洗净,消毒剂消毒	5		
		抽出治疗巾,脱手套,洗手	5		
操作后处理	10	将病人卧于舒适体位,整理床单位	2		
		清理用物,方法正确	4		
		洗手,脱口罩	2		
		正确记录	2		
终末质量	10	动作轻巧、稳当、准确	2		
		无皮肤破损,无重复	3		
		注意与病人沟通	3		
		对病人表现出尊重、关爱	2		
理论提问	10	各手术区备皮范围	5		
		备皮目的和注意点	5		
总分	100		100		

注:皮肤破损影响术者不及格。

【思考题】

1．备皮操作过程中如何避免损伤皮肤？如果损伤了病人皮肤,应如何处理？

2．目前在临床实际工作中,有些人主张术前手术区皮肤要剃毛发,有些人则认为手术区皮肤只需清洁,不主张剃毛。你是怎样看待这个问题的？为什么？

操作二　手术人员的无菌准备

操作二练习题

【情境导入】

病人,男,23岁,右下腹痛1天,诊断为急性阑尾炎入院,拟行腹腔镜下阑尾切除术。遵医嘱给予急查血、完善心电图、胸片、腹盆腔CT等检查,予禁食水、补液等对症处理,并行急诊术前准备。请思考:

1. 针对该病人需要做好哪些术前准备？

2. 针对该手术,作为洗手护士,你如何进行术前准备？

【学习目标】

1. 知识目标:掌握手术人员的准备。

2. 技能目标:能够正确执行外科手消毒、穿无菌手术衣、戴无菌手套、脱手术衣及手套操作。

3. 素质目标:具有保护病人安全、爱护病人的意识,树立牢固的无菌观念。

【理论知识】

手术人员准备是避免病人伤口感染,保障手术成功的必备条件之一。手术人员应保持身体清洁,进入手术室时先要换洗手衣裤和手术室专用鞋,自身衣服不得外露。戴好口罩、手术帽,头发、口鼻不外露。必须摘除身上饰物,剪短指甲,除去甲缘下积垢。衣袖应卷至上臂中段,下摆扎收于腰裤之内,裤腿远端平踝(图1-4、图1-5)。在手术中尽量少说话,口罩湿了应及时更换。手臂皮肤有破损或化脓性感染时不能参加手术。

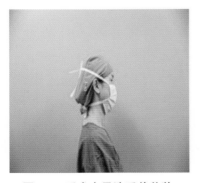

图1-4　手术人员洗手前着装

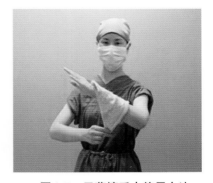

图1-5　无菌擦手巾使用方法

一般来说,手术人员的准备包括:外科手消毒、穿无菌手术衣、戴无菌手套、脱手术衣及手套。外科手消毒是指外科手术前医务人员用流动水和洗手液揉搓冲洗双手、前臂至上臂下1/3,再用手消毒剂清除或杀灭手部、前臂至上臂下1/3暂居菌和减少常居菌的过程。外

7

科手消毒原则为:① 先洗手后消毒。② 不同病人手术之间、手套破损或手被污染时应重新进行外科手消毒。外科洗手采用"七步洗手法",消毒常用方法为免刷手消毒法。手消毒仅能清除皮肤表面的暂居菌,并不能完全消灭藏在皮肤深处的常居菌。因此,在手消毒后,必须穿无菌手术衣和戴无菌手套,方可进行手术,以减少伤口污染。同时,穿无菌手术衣可防止因身体直接接触而污染伤口和无菌区,减少由身体脱落的尘埃和细菌污染手术野导致术后感染的机会,保护医护人员不被血液和体液等污染。若无菌性手术完毕,手套未破,需进行另一台手术时,先脱无菌手术衣,再脱手套,可不重新进行外科洗手,仅需取适量消毒剂涂抹双手和前臂,揉搓至干燥后再穿无菌手术衣、戴无菌手套;若前一台为污染手术,行下一台手术前应重新洗手。传统的开放式无菌手术衣和无菌手套穿戴法已被临床淘汰,这里介绍封闭式无菌手术衣和无接触式无菌手套的穿戴法。

【操作方法】

1. 评估

手术人员个人着装是否符合要求;手术人员对免洗消毒液是否过敏;手消毒用物是否齐全及是否超过有效期;无菌手术衣和无菌手套大小是否合适、有无破损;病人病情是否稳定、麻醉效果是否好、是否已安置体位并妥善固定。

2. 用物准备

手术室专用拖鞋、洗手衣、洗手裤、一次性帽子和口罩、无菌小毛巾(置无菌容器内)、洗手液、手消毒液(碘伏、氯己定等);封闭式无菌手术衣(置于无菌台面)、无菌持物钳及容器。

3. 方法

(1) 冲洗手消毒方法:① 在流动水下,使双手充分淋湿。② 取适量手消毒剂揉搓双手的每个部位、前臂和上臂下 1/3,并认真揉搓 2~6 min。③ 用流动水沿着指尖向下冲净双手、前臂和上臂下 1/3。④ 取无菌擦手巾,先擦干双手,再将毛巾折成三角形,搭在一侧手背,使三角形底边朝向肘部,以另一只手抓住毛巾两角,自手向肘部方向移动,擦干手臂冲洗区域(图1-5)。流动水应达国家规定标准,特殊情况下水质不达标时,手术医师在戴手套前,应用醇类消毒剂消毒双手后戴无菌手套。手消毒剂的取液量、揉搓时间及使用方法应遵循产品的使用说明。

(2) 免冲洗手消毒方法:涂抹外科手消毒剂的步骤:① 取适量手消毒剂放置在左手掌上,将右手手指尖浸泡在手消毒剂中(≥5 s),将手消毒剂涂抹在右手、前臂直至上臂下 1/3,确保通过环形运动环绕前臂至上臂下 1/3,将手消毒剂完全覆盖皮肤区域,持续揉搓 10~15 s,直至消毒剂干燥。② 取适量的消毒剂放在右手掌上,左手重复上述过程。③ 取适量消毒剂放置在手掌上,揉搓双手至手腕,同"七步洗手法"(无需揉搓指尖),揉搓至手部干燥。④ 保持双手拱手姿势,自然干燥。此后双手不得下垂,不能接触未经消毒的物品。手消毒剂的取液量、揉搓时间及使用方法应遵循产品的使用说明。

(3) 穿遮背式无菌手术衣(图1-6):① 手消毒后,取手术衣,在较宽敞处双手持衣领打开手术衣,双手提住衣领两角,衣袖位向前,内面朝向自己。② 将手术衣向上轻轻抛起,双手顺势插入袖中手臂向前平举伸直,手不露出衣袖,不可高举过肩,也不能向左右侧展开,以免触碰非无菌物品引起污染。③ 巡回护士在其身后协助提拉衣领内面,并系住衣领后带,同时系住左叶背部与右侧腋下的一对系带。④ 采用无接触式戴无菌手套。⑤ 戴好手套后将前襟的腰带解开,将右侧腰带递给台上的手术人员或由巡回护士用无菌持物钳夹持腰带绕穿衣者一周后交穿衣者自行系于腰间。⑥ 巡回护士协助整理手术衣,使后背不外露。

（4）无接触式戴无菌手套(图1-7):① 穿无菌手术衣时双手不伸出袖口,在袖筒内将无菌手套包装打开平放于无菌台面上。② 左手隔着衣服取左手手套放在左手的掌侧面,指端朝向前臂,反折边与袖口平齐,取无菌手套放于另一手袖口处,将手套指端朝向手臂,拇指相对,反折边与袖口平齐,手套的大拇指与袖筒内的左手大拇指对正,左手隔衣袖抓住手套边缘,右手隔衣袖将手套边反翻向左手背包裹手及袖口。右手隔着衣袖向近心端拉左手衣袖,袖口拉到拇指关节即可。③ 同法戴另一侧。④ 调整手套位置。

（5）脱手术衣:① 他人帮助脱手术衣法:手术人员双手抱肘,由巡回护士将手术衣自肩部向肘部翻转,再向手的方向拉扯脱下手术衣,手套的腕部随之翻转于手上。② 自行脱手术衣法:左手抓住手术衣右肩并向下拉,使衣袖翻向外,同法拉下手术衣左肩,脱下手术衣,使衣里外翻,保护手臂及洗手衣裤不被手术衣外面污染。

（6）脱手套:用戴手套的手抓取另一手的手套外面,翻转脱下;用已脱手套的拇指伸入另一手套里面,翻转脱下。注意双手不能接触手套外面。

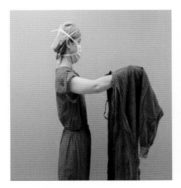
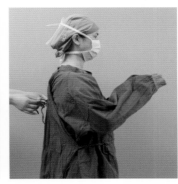
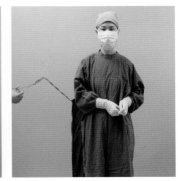
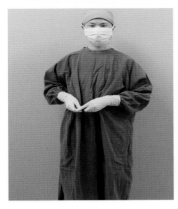
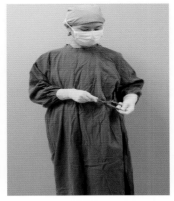
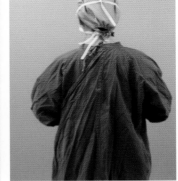

图1-6　穿遮背式无菌手术衣流程

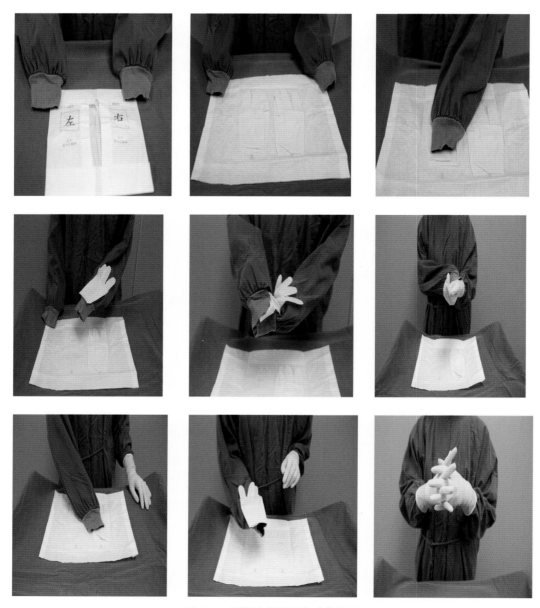

图1-7　无接触式戴无菌手套流程

【注意事项】

1. 外科手消毒

（1）不戴假指甲，不涂指甲油，保持指甲和指甲周围组织的清洁，手部皮肤应无破损。

（2）冲洗双手时，避免水溅湿衣裤，保持手指朝上，将双手悬空举在胸前，低于肩，高于腰，使水由指尖自然流向肘部，避免倒流。

（3）清洗双手时，应注意清除指甲下的污垢和清洁手部皮肤的褶皱处。

（4）用洗手液清洗双手后一定要冲洗、擦干后方能取手消毒液，用无菌干手巾依次擦干双手、前臂和上臂前1/3，严禁来回擦手，擦手巾一人一用，用后清洁、灭菌。

（5）消毒后双手朝上举在胸前,禁止双手下垂。

2. 穿遮背式无菌手术衣

（1）取无菌手术衣时,不可触及手术衣以外的物品。

（2）在手术间穿衣,有足够的空间,穿衣者面向无菌区,双臂平行、向前伸入,双手不伸出袖口。

（3）穿衣时不要让手术衣触及地面或周围的人或物,如不慎触及,应立即更换。

（4）巡回护士向后拉衣领、衣袖时,双手均不可触及手术衣外面。

（5）穿衣后必须戴好手套,方可接取腰带。

（6）穿好手术衣、戴好手套,等待手术开始前,应将双手放在手术衣胸前的夹层或双手互握置于胸前,不可交叉于腋下。

3. 无接触式戴无菌手套

（1）戴手套时双手只可接触手套内面,戴好手套后,应将翻边的手套口翻转过来压住袖口,不可将腕部裸露;翻转时,戴手套的手指不可触及皮肤。

（2）戴好手套后,双手不可触及非无菌区,手的活动范围上至肩平,左右侧至腋前线,下至脐平,若疑似污染,应立即更换。

【操作流程】

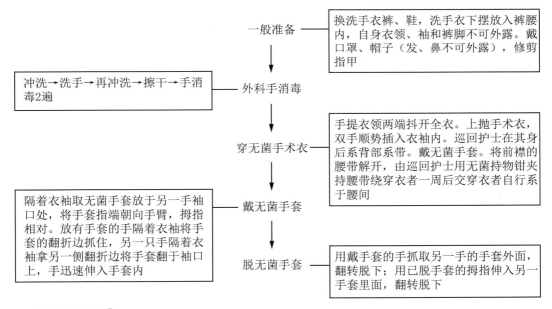

【评分标准】

手术人员的无菌准备操作评分标准

项 目	项目总分	要 求	标准分	得分	备注
素质要求	5	着装整齐,修剪指甲	2		
		动作轻稳	3		

项　目	项目总分	要　求	标准分	得分	备注
操作前准备	10	戴口罩、帽子(发、鼻不可外露)	5		
		换洗手衣裤、鞋,洗手衣下摆放入裤腰内,自身衣领、袖和裤脚不可外露,衣袖卷至适当位置	5		
外科手消毒	25	在流动水下,使之依次从指尖流向双手、腕部、前臂、肘部和上臂下1/3,充分淋湿	5		
		取适量清洁剂,按照七步洗手法进行洗手:双手→腕部→肘部→上臂下1/3,时间≥45 s	5		
		按照同样的冲洗方法,用流动水沿着指尖向下,将双手、前臂和上臂下1/3彻底冲净	5		
		取无菌擦手巾擦干冲洗区域	5		
		取免冲洗手消毒剂于一侧手心,揉搓一侧指尖、手背、手腕,将剩余消毒液环转揉搓至前臂、上臂下1/3,消毒2遍	5		
穿脱手术衣	25	手提衣领两端抖开全衣	5		
		向上向前轻抛,两手插入袖口内,前伸(巡回护士拉住衣领系领结、系后背腰带)	10		
		戴无菌手套后将腰系带递给巡回护士协助系带	5		
		手术完毕,解开腰间系带,巡回护士协助解开衣领和背部系带,并手持衣领两端面向洗手护士,洗手护士后退数步,先脱下手术衣,后摘手套	5		
戴脱无菌手套	15	穿上手术衣后双手不出袖口,右手隔衣袖取左手套	2		
		将手套指端朝向手臂,拇指相对,放于左手衣袖上,两拇指隔衣袖分别插入手套反折部并将之翻转包于袖口上,手迅速插入手套内	5		
		同法戴另一只手套	3		
		用戴手套的手抓取另一手的手套外面,翻转脱下;用已脱手套的拇指伸入另一手套里面,翻转脱下	5		
终末质量	10	动作顺序正确、轻巧	5		
		符合无菌原则	5		
理论提问	10	手术人员无菌准备的目的	5		
		穿无菌手术衣及戴无菌手套的原则	5		
总分	100		100		

【思考题】

1. 简述外科手消毒原则。

2. 简述穿无菌手术衣及戴无菌手套的注意事项。

操作三 手术区皮肤消毒与铺单

操作三练习题

【情境导入】

病人,男,60岁,因反复上腹胀痛6个月入院。给予对症治疗,效果不佳。胃镜检查诊断为胃癌,拟行手术治疗,目前已完成各项术前准备。请思考:

1. 如何为该病人手术区皮肤进行消毒?

2. 怎样构建手术区周围的无菌安全区?

【学习目标】

1. 知识目标:掌握协助手术区皮肤消毒与铺单的方法及注意事项;熟悉手术区皮肤消毒的方法;了解常见手术区的消毒范围。

2. 技能目标:能够协助手术医生完成手术区皮肤消毒与铺单。

3. 素质目标:具有关心手术病人心理、尊重病人隐私的态度和行为,强化无菌观念。

【理论知识】

1. 手术区皮肤消毒

目的是杀灭手术切口及周围皮肤的细菌。一般由手术医生(第一助手)在外科手消毒后,使用含1%碘伏消毒液的棉球或纱布,对手术区皮肤进行2~3遍消毒。清洁切口以手术切口为中心,从手术区中心开始向四周(由内向外)消毒,感染切口或肛门、会阴部皮肤消毒应从外向感染伤口或会阴、肛门处涂擦,包括手术切口周围15~20 cm的区域。

2. 手术区铺置无菌单

目的是建立无菌安全区,显露手术切口所必需的皮肤,遮盖其余部位,以减少和避免术中污染。铺单原则是除手术区外,手术区周围要有4~6层无菌单覆盖,外周至少2层。

【操作方法】以腹部手术为例

1. 护士准备

规范更衣、着装整齐、修剪指甲;洗手、戴口罩。

2. 问候和核对

向病人问候并核对病人信息(腕带)。

3. 评估

(1)核对病人科室、床号、姓名、性别、年龄、住院号、手术名称、手术部位、术前用药、手术同意书和手术间。

(2)评估病人手术区皮肤的清洁程度、有无破损及感染,体位是否合适,麻醉实施情况等。

(3)评估环境是否安静整洁、温度是否适宜、光线是否明亮等。

4. 物品准备并放置于合适位置

手术床、手术模拟人(或学生)、麻醉头架、器械托盘、器械车、手术消毒用治疗碗、碘伏棉球或纱布、无菌卵圆钳、无菌敷料包、医疗垃圾桶等。

13

5. 手术人员自身准备

器械护士:外科手消毒、穿无菌手术衣、戴无菌手套;第一助手:外科手消毒。

6. 手术区皮肤消毒

(1) 传递消毒钳及消毒棉球碗(图1-8):器械护士将盛有浸蘸1‰碘伏消毒液棉球的治疗碗与无菌卵圆钳递予第一助手,交接过程中避免接触对方的手。

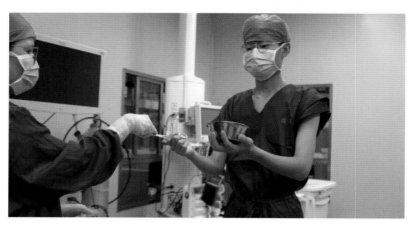

图1-8 传递消毒钳及消毒棉球碗

(2) 手术区皮肤消毒(图1-9):第一助手向病人脐中滴数滴消毒液,用无菌卵圆钳夹持棉球,以手术切口为中心,经脐时绕过脐部,两边交替,自上而下,呈叠瓦式涂擦消毒,消毒范围上至乳头、下至耻骨联合、两侧至腋中线,消毒范围包括切口周围至少15~20 cm的皮肤。待第一遍消毒结束消毒液晾干后,以同样的方式再次涂擦消毒液1~2遍。

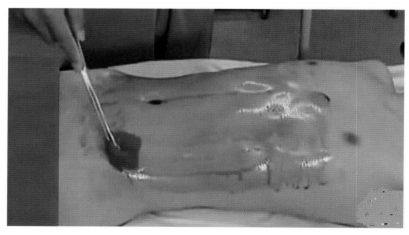

图1-9 手术区皮肤消毒

7. 手术区铺单

(1) 铺无菌巾(图1-10):器械护士将4块无菌巾依次递给医生,前3块反折边朝向铺巾者,第4块朝向自己(铺巾原则先下后上,然后对侧,再近侧),双手握住两端,内卷盖住手背,第一助手铺置无菌巾顺序为:切口下、上、对侧、近侧。器械护士手持巾钳前端,将钳柄递予医生,医生用巾钳夹住无菌巾交叉处以固定。

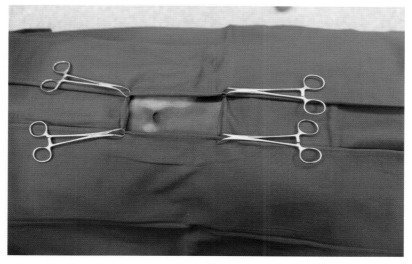

图 1-10　铺无菌巾

（2）铺中单：双手握住中单两端，内卷盖住手背，将2块无菌中单分别铺于切口的上、下方，先铺足侧超过手术台，再铺头侧盖住麻醉头架（图1-11）。

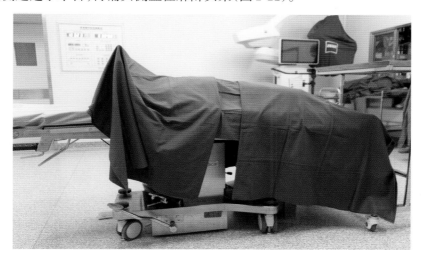

图 1-11　铺中单

（3）铺手术洞单：洞口对准术区，指示大单头部的标识放于切口上方，两侧铺开后，先向上展开盖住麻醉架，再向下展开盖住手术托盘及床尾，遮盖除手术区外身体所有部位（图1-12）。器械托盘加铺一中单（图1-13）。

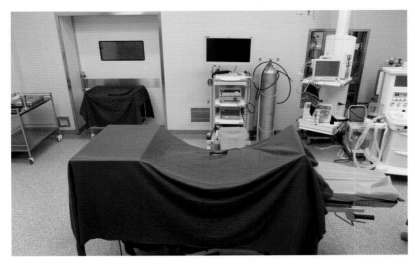

图1-12 铺手术洞单

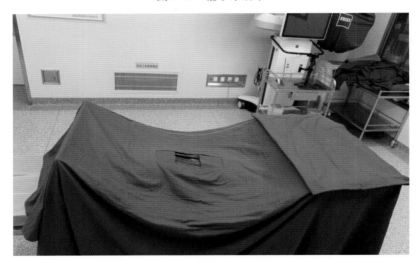

图1-13 器械托盘加铺中单

8. 操作后处理

按要求处理用物；垃圾分类处理。

【注意事项】

(1) 手术区皮肤消毒时，涂擦方向应一致，忌来回涂擦，每次涂擦应有1/4~1/3的区域重叠，不可留下未消毒的空白区；已经接触污染部位的棉球或纱布，不可再回擦已经消毒的部位；会阴、肛门及感染伤口等区域的手术则应由外周向感染伤口或会阴处涂擦(由外向内)。

(2) 铺无菌巾时，器械护士已戴手套的手不得碰触医生未戴手套的手；铺巾前，应先确定手术切口的部位；铺巾时，应将无菌巾折叠1/4，使近切口部位有2层无菌布单；已经铺好的手术巾不得随意移位，如需移动只能向切口外移；手术医生固定好无菌巾后再次进行手消毒、穿无菌手术衣、戴无菌手套后与器械护士铺其他层次的无菌手术单；铺单时手不得低于手术台面,也不可碰触手术台面以外未消毒的物品,应遵循先污后洁的原则,先铺相对不洁侧(如下腹部、会阴部),最后铺靠近操作者的一侧;无菌手术单疑似污染或被液体浸湿,应及时加盖或更换新的无菌单;大单的头端应盖过麻醉架,两侧和足端部应垂下超过手术台边缘30 cm。

【操作流程】

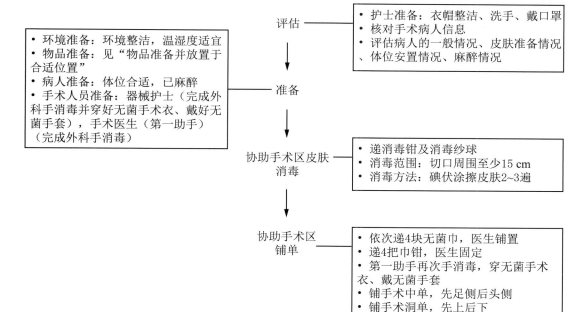

【评分标准】

手术区皮肤消毒与铺单操作评分标准

项 目	项目总分	要 求	标准分	得分	备注
素质要求	10	服装整洁,举止端庄,不佩戴饰物,不涂指甲油,修剪指甲	5		
		语言柔和,动作轻稳	5		
操作前准备	10	洗手,戴口罩	2		
		核对病人信息	2		
		评估病人和环境(包括解释)	4		
		备齐用物	2		

续表

项 目	项目总分	要 求	标准分	得分	备注
操作过程	50	用物齐全,位置科学合理	5		
		合适体位,充分暴露(注意保暖)	5		
		协助消毒:正确传递无菌卵圆钳及消毒纱球给医生以消毒皮肤,消毒后用物不可回到无菌区域	10		
		协助铺单:传递、铺置无菌巾:无菌巾折边1/3,前3块无菌巾的折边朝向铺者,第4块折边朝向自己,按顺序传递给第一助手	10		
		铺手术中单:将3块无菌中单分别铺于切口的上、下方及托盘上。避免手触及未消毒的物品	10		
		铺手术洞单:将有孔的剖腹大单正对切口,短端向头部,长端向下肢,先上后下分别展开,展开时手卷在剖腹单里面,以免污染	10		
操作后整理	6	按要求正确处理用物	3		
		整理手术间,进行日常清洁消毒工作	3		
终末质量	12	操作配合默契,动作准确、灵活	6		
		遵守无菌操作原则	6		
理论提问	12	手术区皮肤消毒及铺单的注意事项	6		
		无菌操作原则	6		
总分	100		100		

备注:以腹部手术为例。

【思考题】

手术区铺单的要求和原则有哪些?

操作四　手术体位安置

操作四练习题

【情境导入】

病人,女,45岁,因子宫肌瘤3年,经量增多、经期延长两月入院,孕2产2,现无生育要求,经阴道彩超检查提示:子宫大小为107 mm×96 mm×105 mm,子宫后壁肌层内及浆膜下可见多个较低回声团,较大一个位于前壁,大小约为75 mm×68 mm,内膜厚6 mm,与病人多次沟通手术方式的选择,病人要求行子宫切除术,拟在全身麻醉下行经阴道子宫切除手术。目前已完成各项术前准备。请思考:

1. 小张作为巡回护士,应如何安排合适的手术体位?

2. 体位安置中应注意哪些方面？

【学习目标】

1. 知识目标：掌握各种手术体位安置目的、适用范围及操作注意事项。

2. 技能目标：能够为不同手术病人安置手术体位。

3. 素质目标：具有保障病人安全、关爱病人以及团队合作的意识。

【理论知识】

1. 标准手术体位（standardized surgical position）

标准手术体位由手术医生、麻醉医生、手术室护士共同确认和执行，根据生理学和解剖知识，选择正确的体位设备和用品，充分显露手术野，确保病人安全和舒适。标准手术体位包括：仰卧位、侧卧位、俯卧位，其他手术体位都在标准体位基础上演变而来。安置手术体位的目的是充分显露手术野，便于医生操作，减少创伤，缩短手术时间。适用于手术室、心导管室、内镜室、介入室及其他实施有创诊疗的科室。

2. 体位设备与用品

用于固定病人体位和（或）最大限度暴露手术视野的用物，可分为体位设备和体位用品两类。

（1）体位设备（图1-14）：包括手术床和手术床配件，如腿架、固定挡板、肩托、头托以及上下肢约束带等。

（2）体位用品（图1-15）：用于保护压力点的一系列不同尺寸、外形的衬垫，如头枕、膝枕、肩垫、胸垫、足跟垫等。

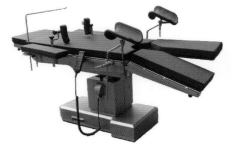

图1-14　手术床及配件　　　　　　图1-15　体位用品

3. 骨筋膜室综合征

因动脉受压，继而血供进行性减少而导致的一种病理状态。临床表现为肿胀、运动受限、血管损伤和严重疼痛、感觉丧失。

4. 仰卧位低血压综合征

由于妊娠晚期孕妇在仰卧时，增大的子宫压迫下腔静脉及腹主动脉，下腔静脉受压后导致全身静脉血回流不畅，回心血量减少，心排血量随之减少，而出现头晕、恶心、呕吐、胸闷、面色苍白、出冷汗、心跳加快及不同程度血压下降，当改变卧姿（左侧卧位）时，病人腹腔大血管受压减轻，回心血量增加，上述症状即减轻或消失的一组综合症状。

5. 甲状腺手术体位综合征

在颈部极度后仰的情况下,使椎间孔周围韧带变形、内凸而压迫颈神经根及椎动脉,而引起一系列临床症状:表现为术中不适、烦躁不安,甚至呼吸困难,术后头痛、头晕、恶心、呕吐等症状。

6. 手术体位安置原则

(1)在避免或减少体位改变对病人生理功能影响的前提下,充分显露手术野,便于术者操作。

(2)保持人体正常生理轴线,维持各肢体、关节的生理功能体位,防止过度牵拉、扭曲及血管神经损伤。

(3)保持病人呼吸通畅、循环稳定。

(4)注意分散压力,防止局部长时间受压,保护病人皮肤完整性。

(5)正确约束病人,松紧度适宜(以能容纳一指为宜),维持体位稳定,防止术中移位、坠床。

7. 手术体位的安置方法

手术体位的安置方法见表1-2和图1-16。

表1-2 常用手术体位的安置

体 位		适用范围	安 置 方 法
仰卧位	水平仰卧位	适用于胸、腹部、下肢等手术	仰卧,头部垫软枕,双臂中单固定身体两侧;膝下置软枕,膝上或下宽约束带固定,足跟下置软垫
	垂头仰卧位	适用于甲状腺、全麻扁桃体摘除、食管异物等手术	双肩下垫一肩垫,肩部抬高20°,头后仰,颈下垫一圆枕,头部置头圈固定,其余同水平仰卧位
	斜仰卧位	适用于侧胸前壁、腋窝等手术	手术部位下垫一软垫,抬高患侧胸部;患侧手臂屈肘上举,棉垫包好悬吊固定于麻醉头架;健侧置一沙袋,中单固定;其余同水平仰卧位
	侧头仰卧位	适用于耳部、侧颈部、头部等手术	病人仰卧,患侧在上,健侧头部置头圈;肩下垫一软垫,头转向对侧;其余同水平仰卧位
	上肢外展仰卧位	适用于上肢、乳房等手术	病人上肢外展置于托手器械台,外展不超过90°;其余同水平仰卧位
俯卧位		适用于颅后窝、骶尾部、痔疮等手术	病人俯卧,胸部垫一软垫,髂嵴两侧各垫一方垫,悬空胸腹部,头下垫软垫,固定下肢,双臂固定于体侧
膀胱截石位		适用于肛门、会阴部、经阴道子宫切除等手术	病人仰卧,臀部下缘与手术床下1/3交界处的可折部对齐,臀下垫一方枕,双下肢外展60°垫棉垫于腿架。手术床下节放下,必要时可抬高床头,上肢平放于体侧,约束带固定

体　位		适用范围	安置方法
侧卧位	脑科侧卧位	适用于后颅凹、枕大孔区等手术	病人侧卧90°,背侧近床缘;头下垫头圈,下耳廓置于圈中防止受压;腋下距腋窝10 cm处垫一腋枕;束臂带固定双上肢;档板固定背部、臀部、腹侧的胸部和腹部;上侧下肢屈曲,下侧下肢向后伸直;两腿间垫一软枕;约束带固定髋部
	一般侧卧位	适用于肺、侧腰部等手术	病人健侧卧90°;双手臂向前伸展于双层托手架上,腋下距腋窝10 cm处垫一腋枕;束臂带固定双上肢;头下枕一枕垫;胸背部两侧各垫一沙袋置于中单下固定;上侧下肢屈曲,下侧下肢伸直,两腿间垫一软垫;约束带固定髋部
	髋部手术侧卧位	适用人工髋关节置换术、股骨颈骨折等手术	侧卧90°,患侧向上;腋下垫一腋垫;束臂带固定双上肢于托手架上;骨盆两侧各垫一沙垫,固定牢靠;胸背部两侧各置肩托挡板一个,挡板与病人指尖用方垫隔开,保持身体稳定并防止受压;头下垫一软枕;两腿间垫一软垫;约束带将软垫与下侧下肢一并固定
坐位	全麻坐位	适用于颅后窝、颈椎后路等手术	病人右上肢建立静脉通路;肋缘下方缚腹带于手术床背板(以能容纳4指为宜);双耳塞棉花,双眼纱布遮盖;缓慢升起手术床背板80°,约20 min完全坐起;前额颞部置于头架,呈低头、前屈,伸直枕颈部;双上肢向前弯曲,绷带固定
	局麻坐位	适用于鼻中隔矫正、局麻扁桃体等手术	病人坐于手术椅上;头置于头架上,保持固定;两手扶住手术椅把手

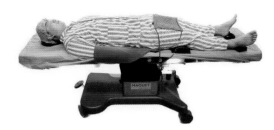

（1）水平仰卧位

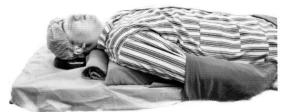

（2）垂头仰卧位

图1-16　常见手术体位

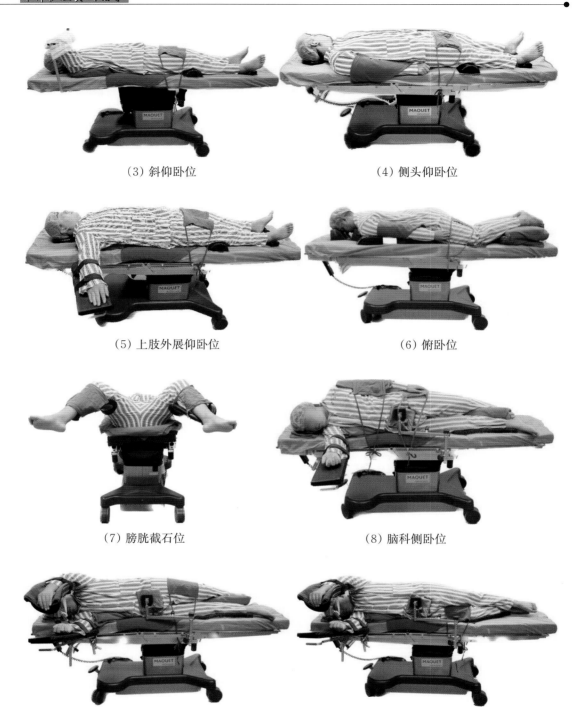

（3）斜仰卧位　　　　　　　　　　（4）侧头仰卧位

（5）上肢外展仰卧位　　　　　　　　　（6）俯卧位

（7）膀胱截石位　　　　　　　　　（8）脑科侧卧位

（9）一般侧卧位　　　　　　　　　（10）髋部手术侧卧位

图1-16　常见手术体位（续）

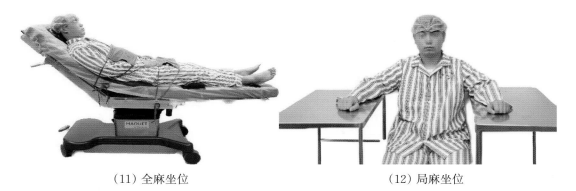

（11）全麻坐位　　　　　　　　　　　　　（12）局麻坐位

图1-16　常见手术体位（续）

【操作方法】以膀胱截石位操作为例

1. 评估

核对病人床号、姓名、性别、年龄、住院号、手术名称、手术部位、术前用药、手术同意书和手术间。评估病人全身皮肤状况、意识状态、管路情况；评估病人对安置手术体位的配合程度。

2. 用物准备

手术床、体位垫若干、固定带等。

3. 方法

（1）做好解释工作，将病人安置在合适的手术间及手术床。

（2）待麻醉实施成功后，充分暴露手术区，注意保暖。

（3）安置膀胱截石位：病人仰卧，要求臀部下缘与手术床下1/3交界处的可折部对齐，臀下垫一中方枕，双下肢外展60°置于腿架上，用棉垫垫好，妥善固定。将手术床下节放下，必要时床头抬高，上肢平放于体侧，约束带固定。

（4）观察呼吸和循环功能，防止局部受压、扭曲等。

【注意事项】

（1）最大限度保证病人舒适与安全。

（2）充分暴露手术野，但避免不必要的裸露，不影响麻醉医师观察和监测。

（3）不影响呼吸、循环功能。

（4）避免血管神经受压、肌肉扭伤、压疮等并发症。

（5）近髋关节平面放置腿架，双下肢外展小于90°。

（6）防止低血压：手术结束，双下肢应单独、慢放。

【常见手术体位并发症护理】

1. 术中压疮

85％的压疮好发于骶尾部。足跟部是压疮第二好发部位，处理不当易造成骨髓炎和（或）截肢。

2. 术后失明

安置体位前，注意保护眼睛，手术贴膜覆盖，防止异物和强光刺激；病人双眼涂抹红霉素眼膏,同时前额、双睑及颊部用棉垫保护。清醒病人嘱其轻微活动,以保持血运。全麻者应每隔30 min按摩眼眶、前额及颊部,避免压伤眶上神经,损伤眼球。

3. 神经损伤

病人双上肢外展不超过90°,肘部放置棉垫加以保护,防止尺神经受压,规避不正确的体位姿态;膝关节约束带力量适中,避开膝外侧,距膝关节上方或下方5 cm处。

【操作流程】

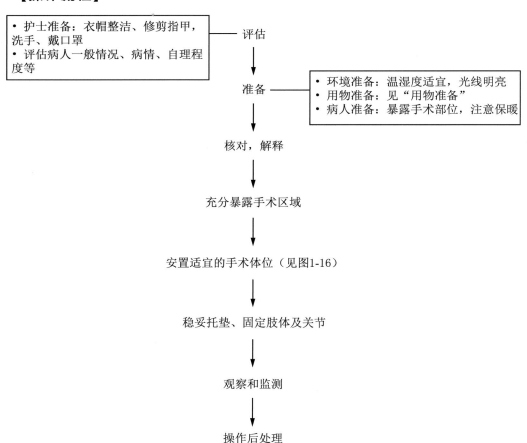

```
┌─────────────────────────────────┐
│ • 护士准备：衣帽整洁、修剪指甲,   │─── 评估
│   洗手、戴口罩                    │
│ • 评估病人一般情况、病情、自理程  │
│   度等                           │
└─────────────────────────────────┘
                                        ┌─────────────────────────────────┐
                            准备 ───────│ • 环境准备：温湿度适宜,光线明亮   │
                                        │ • 用物准备：见"用物准备"          │
                                        │ • 病人准备：暴露手术部位,注意保暖 │
                                        └─────────────────────────────────┘
                          核对,解释

                      充分暴露手术区域

                安置适宜的手术体位（见图1-16）

                稳妥托垫、固定肢体及关节

                      观察和监测

                      操作后处理
```

【评分标准】

手术体位安置评分标准

项　　目	项目总分	要　　求	标准分	得分	备注
素质要求	10	着装整齐,修剪指甲	5		
		仪表大方,举止端庄; 语言柔和,动作轻稳	5		
操作前准备	10	评估	2		
		按手术体位准备用物	8		

续表

项　目	项目总分	要　求	标准分	得分	备注
操作过程	50	核对病人床号、姓名、性别、年龄、住院号、手术名称、手术部位、术前用药、手术同意书和手术间	5		
		解释安置体位的目的和意义	5		
		充分暴露手术区,同时减少不必要的裸露	5		
		根据手术部位安置适宜的手术体位	10		
		肢体及关节托垫稳妥,不悬空	10		
		呼吸和血液循环通畅,不影响麻醉医师的观察和监测	5		
		妥善固定,避免血管和神经受压、肌肉扭伤及压疮等并发症的发生	10		
操作后处理	10	清理用物,物归原处	10		
终末质量	10	能正确安置膀胱截石位,识别其他手术体位	5		
		充分暴露手术野,肢体受到合理的约束,病人安全、舒适	5		
理论提问	10	常用手术体位的适用范围	5		
		安置手术体位的要求及注意事项	5		
总分	100		100		

备注:以膀胱截石位为例。

【思考题】

1. 安置手术体位的目的和意义是什么?

2. 安置手术体位的要求及原则是什么?

操作五　外科常用手术器械辨识、使用与传递

操作五练习题

【情境导入】

病人,女,36岁,因转移性右下腹痛入院,入院诊断为急性阑尾炎。查体:T 39.0 ℃,P 104次/min,BP 118/70 mmHg,急性病容貌,右下腹压痛、反跳痛和肌紧张,WBC 15×10⁹/L,中性粒细胞比值87%。目前医嘱给予抗炎输液处理,准备行阑尾切除术。小王为此台手术的器械护士。请思考:

1. 小王应为该病人准备哪些器械?其中常用的手术器械有哪些?

2. 常用手术器械的用途是什么?

3. 如何正确地辨识、使用与传递常用的手术器械?

【学习目标】

1. 知识目标:熟知常用手术器械的分类及用途。

2. 技能目标:能够辨认和使用常用手术器械;能够独立传递常用手术器械。

3. 素质目标:操作中态度认真严肃,动作轻稳,遵守无菌操作原则。

【理论知识】

1. 什么是手术器械

手术器械是外科手术操作的必备物品,包括基础外科器械、亚专科器械和特殊器械。基础外科器械分为刀、剪、钳、镊、针、钩等。亚专科器械包括眼科器械、神经外科器械、心血管外科器械等,其中大部分亚专科器械是在基础外科器械上面演变而来以适用于各亚专科,也有部分器械为该亚专科独有器械,如耳鼻喉科的口腔开口器、骨科的骨凿等。特殊器械包括腔镜类、吻合器类及其他精密仪器,如高频电刀、电钻、激光刀等。

2. 常用手术器械的用途

本次实验课介绍常用的手术器械(图1-17)。常用手术器械可分为5类:① 切割类:手术刀、手术剪。② 止血类:包括各种大小不同、有齿或无齿的血管钳等。③ 钳夹类:包括组织钳、手术镊、卵圆钳、布巾钳等。④ 牵拉类:各种拉钩如皮肤、肌肉、腹腔拉钩等。⑤ 缝合类:包括持针钳、缝针和缝线。

(1)手术刀:主要用于切开和分离组织。由刀片和刀柄组成。使用时,用持针器将刀片安装于刀柄上,使用后,再用持针器将刀片卸下。

(2)手术剪:分为组织剪和线剪。

组织剪:头圆而窄,柄较长,用于分离、解剖和剪开组织。有直、弯之分,通常直剪用于浅部手术操作,弯剪用于深部手术操作。

线剪:也有直、弯之分,其剪头有钝头和尖头两种,用于剪线、敷料和引流物等。浅部剪线使用尖头剪,深部剪线使用钝头剪。

(3)血管钳:又称止血钳。主要用于止血、钝性分离组织、夹持组织等。常用的有直、弯两种。直血管钳用于钳夹皮肤及浅部组织的出血点,也可用于持钳打结;弯血管钳用于钳夹深部组织。

(4)持针器:又称持针钳。用于夹持缝针缝合组织、持钳进行打结的操作,也用于上下刀片。

(5)组织钳:又称鼠齿钳或Allis钳。用于夹持组织,如皮下组织、待切除的组织等。

(6)卵圆钳:又称海绵钳或环钳。分为有齿和无齿两种,前者夹持敷料、棉球作皮肤消毒,后者主要用于夹提胃、肠等脏器组织。

(7)布巾钳:用于钳夹固定手术野的无菌巾,防止术中无菌巾移位。

(8)手术镊:用于夹持组织和物品。分有齿、无齿及大、中、小号。有齿镊用于夹持较韧厚的组织,如皮肤、筋膜、肌筋等;无齿镊用于夹持较脆弱的组织,如黏膜、肠壁、血管、神经等。

(9)拉钩:又称牵开器。用于牵开手术区周围组织或器官,充分显露手术部位。拉钩有手持和自动拉钩两种。根据用途不同而有形状及型号的不同。常用的拉钩有皮肤拉钩、肌肉拉钩、甲状腺拉钩和腹腔拉钩等。

（10）缝针：用于缝合组织。常用的有圆针和三角针两类。前者对组织的损伤较小，用于缝合血管、神经、脏器、肌肉等软组织；后者用于缝合皮肤、韧带等坚韧组织。两类针都有直针和弯针2种，弧度、长短、粗细各异，可根据缝合的组织选择适当的种类。

（11）缝线：用于术中结扎血管或缝合各类组织和脏器，促进手术伤口愈合。缝线的粗细以号码标明，常用的有1～10号线，号码越大线越粗。细线则以0标明，0数越多线越细。缝线分为不可吸收和可吸收两类。前者指不能被组织酶消化的缝线，如丝线、金属线、尼龙线等，其中黑色丝线是手术中最常用的缝线。后者包括天然和合成2种，天然缝线有肠线和胶原线。肠线常用于胃肠、胆管、膀胱等黏膜和肌层的吻合，合成缝线比肠线更易吸收，组织反应更轻，但价格较高。

（12）引流物：有乳胶片引流条、纱布引流条、烟卷式引流条、引流管等。可根据手术部位、创腔深浅、引流液量和性质等选择合适的引流物。

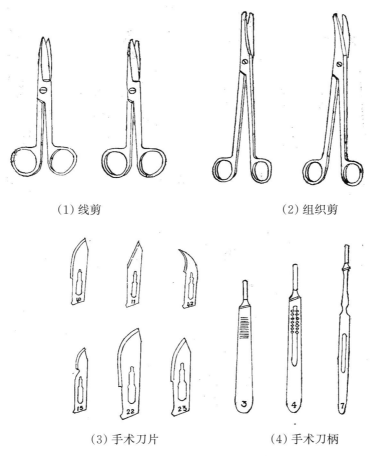

（1）线剪　　　　　　　　　（2）组织剪

（3）手术刀片　　　　　　　（4）手术刀柄

图1-17　手术常用器械示意图

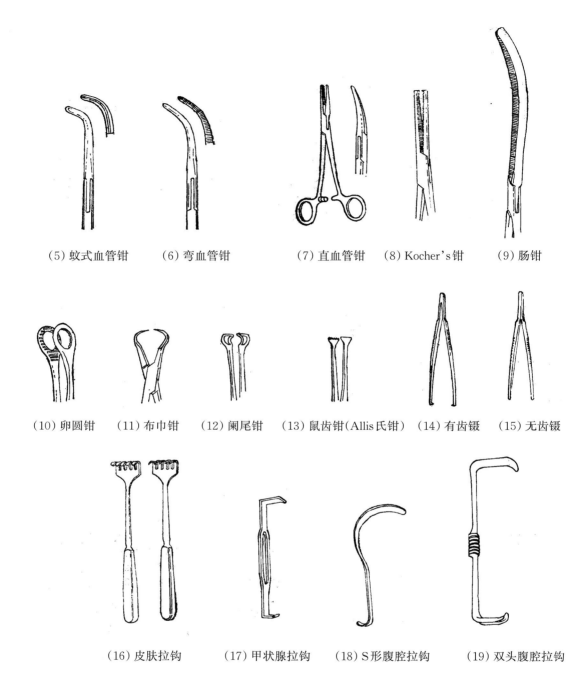

（5）蚊式血管钳　　（6）弯血管钳　　　　（7）直血管钳　　（8）Kocher's钳　　（9）肠钳

（10）卵圆钳　　（11）布巾钳　　（12）阑尾钳　　（13）鼠齿钳(Allis氏钳)　　（14）有齿镊　　（15）无齿镊

（16）皮肤拉钩　　　（17）甲状腺拉钩　　（18）S形腹腔拉钩　　　（19）双头腹腔拉钩

图1-17　手术常用器械示意图(续)

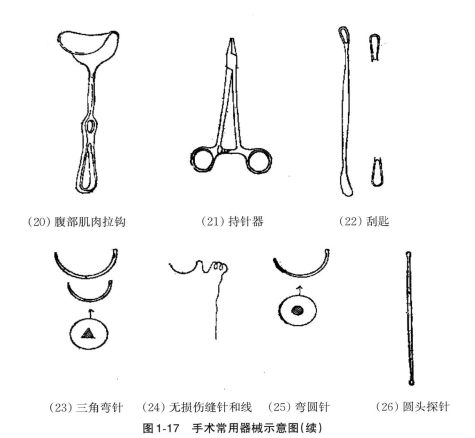

（20）腹部肌肉拉钩　　　　（21）持针器　　　　　（22）刮匙

（23）三角弯针　　（24）无损伤缝针和线　　（25）弯圆针　　　（26）圆头探针

图1-17　手术常用器械示意图（续）

【操作方法】

1. 评估

术前访视：术前1天了解病人的病情、手术方式、麻醉方式及病人的相关信息（过敏史、生化检查等），根据手术种类和范围准备手术器械和敷料。

2. 准备

器械护士准备：术前15～20 min洗手、穿手术衣、戴无菌手套；用物准备：准备好无菌器械台，无菌盘内置常用外科手术器械一套，包括手术刀、组织剪、线剪、直血管钳、弯血管钳、拉钩、有齿手术镊、无齿手术镊、布巾钳、卵圆钳、持针器、各种缝针等。另备缝线、纱布、纱布垫和无菌手套等，并按使用先后分类排列整齐；协助医师进行手术区皮肤消毒和铺无菌手术单，连接并固定电刀、吸引器等。操作前与巡回护士共同清点、核对物品。

3. 方法

（1）辨认各种常用手术器械，演示其使用方法。

手术刀：使用时，用持针器将刀片安装于刀柄上，使用后，再用持针器将刀片卸下（图1-18）。装载刀片法：用持针器夹住刀片前端背侧，使刀片的缺口与刀柄前部的槽孔对合后，稍用力向后拉动即可装上；卸载刀片法：用持针器夹住刀片尾端背侧，向上稍用力提出槽孔，向前推即可卸下。正确的执刀方式有4种：① 执弓式：最常用的一种方式，用于各种胸腹部皮肤和腹直肌前鞘的切开。② 握持式：用于切割范围广、需用力大的切开，如截肢、

29

切开较长的皮肤。③ 执笔式:用于切开短小切口,用力轻柔、操作精细。④ 反跳式:用于向上挑开,如挑开脓肿(图1-18)。

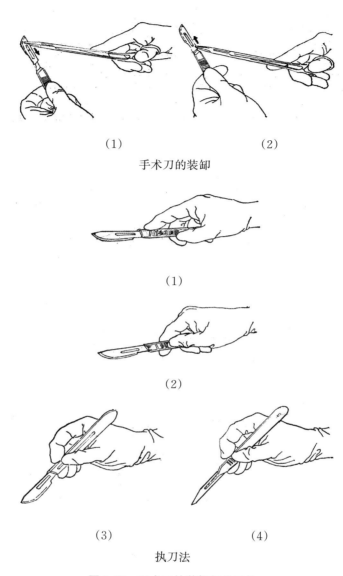

（1）   （2）

手术刀的装卸

（1）

（2）

（3）   （4）

执刀法

图1-18 手术刀的装卸与执刀法

剪和钳:握持方式相同,使用时以拇指和无名指套入环内(图1-19)。血管钳的关开:关闭血管钳时,两手动作相同,但在松开血管钳时,两手操作则不一致。右手是用已套入血管钳环扣的拇指与无名指相对挤压,继而以做旋开的动作开放血管钳。左手则是用拇指与食指捏住血管钳的一个环,中指与无名指挡住另一环,把拇指和无名指用力对顶一下,即可松开。

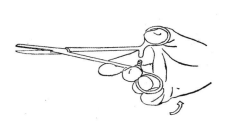

（1）右手松钳　　　　　　　　　　　　（2）左手松钳

图1-19　松钳法

手术镊：正确的执镊方法是以拇指相对于食指和中指捏持，不应满把握持（图1-20）。

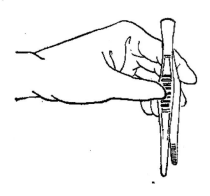

图1-20　外科镊握持法

拉钩：单手握住拉钩的柄端，手心向上使用拉力。在使用拉钩时，必须注意勿用力过猛而损伤组织（图1-21）。拉钩下方要衬以纱布。

缝针：右手拿起持针器，以持针器开口处的前1/3夹住缝针的后1/3；交持针器于左手穿针穿入缝线，将缝线重叠部分卡入持针器的前1/3，以防滑脱。持针器握持法见图1-22。

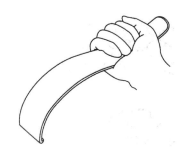

图1-21　手动拉钩握持法

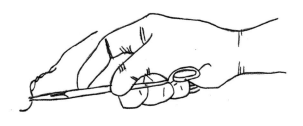

图1-22　持针器握持法

（2）传递手术器械、物品。

锐利器械传递方法：

① 手术刀安装、拆卸及传递方法：安装刀片时，用持针器夹持刀片前端背侧，轻轻用力将刀片与刀柄槽相对合；拆卸刀片时，用持针器夹住刀片的尾端背侧，向上轻抬，推出刀柄槽。传递手术刀时：采用弯盘进行无触式传递（图1-23），水平传递给术者，防止职业暴露。

② 剪刀传递方法:右手握住剪刀中部,利用手腕运动适力将柄环部拍打在术者掌心上(图1-24)。

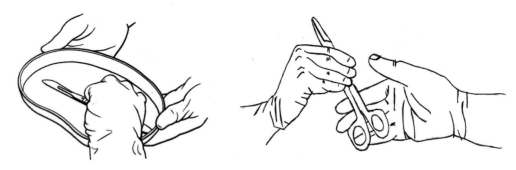

图1-23 无触式手术刀传递法　　　　　图1-24 手术剪传递法

③ 持针器传递方法:右手捏住持针器的中部,针尖端向掌心,针弧朝手背,缝线搭在手背上或握手心中,利用手腕部运动适力将柄环部拍打在术者掌心上(图1-25)。

钝性器械传递方法:

① 止血钳传递方法:单手传递法:右手握住止血钳前1/3处,弯侧向掌心,利用手腕部运动适力将环柄部拍打在术者掌心上(图1-26)。双手传递法:同时传递两把止血钳时,双手交叉同时传递,注意将传递对侧器械的手在上,传递同侧器械的手在下,不可从术者肩或背后传递,其余同单手法。

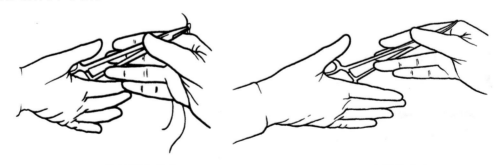

图1-25 持针器传递法　　　　　图1-26 弯钳传递法

② 镊子传递方法:握住镊子的夹端,闭合开口,直立式或水平式传递给术者,让术者握住镊子中上部(图1-27)。

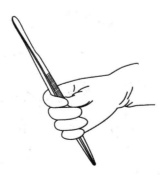

图1-27 手术镊传递法

③ 拉钩传递方法:先将钩端浸生理盐水或用纱布包住,右手握住拉钩前端,将柄端水平传递给术者(见图1-28)。

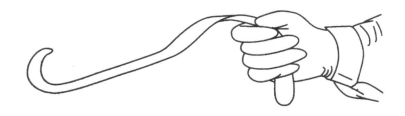

图1-28　拉钩传递法

④ 骨刀(凿)、骨锤传递方法:左手递骨刀、右手递骨锤,左手捏刀(凿)端、右手握锤端,将柄端同时水平递给术者。

缝线传递方法(图1-29):

传递时先用生理盐水湿润。浅部结扎时,可用徒手递线法;深部结扎时,宜使用止血钳带线法。

① 徒手传递法:左手拇指与食指捏住缝线的前1/3处并拉出缝线,右手持线的中后1/3处,水平递给术者;术者的手在缝线的中后1/3交界处接线。当术者接线时,双手稍用力绷紧缝线,以增加术者的手感。

② 血管钳带线传递法:用止血钳纵向夹紧结扎线一端2 mm,传递时手持轴部,弯曲向上,用柄轻拍术者手掌传递。

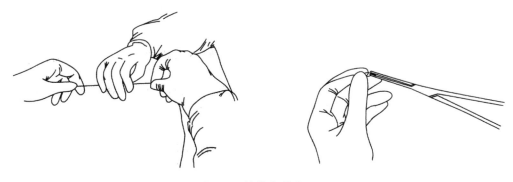

图1-29 缝线传递法

纱布、纱布垫传递方法:

纱布和纱布垫均应打开,先用生理盐水浸湿,拧干后成角传递。

【注意事项】

(1) 传递器械前、后应检查器械的完整性,防止缺失部分遗留在手术部位。

(2) 传递器械应做到稳、准、轻、快,用力适度以达到提醒术者注意力为限。

(3) 传递器械的方式应准确,以术者接过后无需调整方向即可使用为宜。

(4) 传递拉钩前应用盐水浸湿,弯钳、弯剪传递时应将弯曲面朝上。

（5）安装、拆卸刀片时应注意避开人员，尖端向下，对向无菌器械台面。

（6）传递锐利器械时，建议采用无触式传递，预防职业暴露。

（7）向对侧或跨越式传递器械，禁止从医生头顶、肩后或背后传递。

【操作流程】

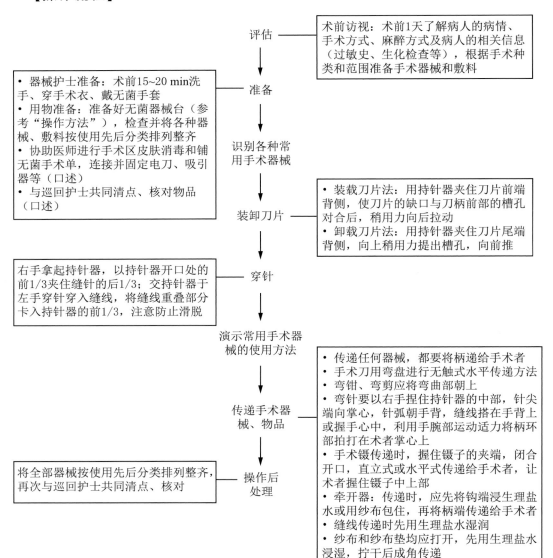

【评分标准】

外科常用手术器械辨识与传递评分标准

项　目	项目总分	要　求	标准分	得分	备注
素质要求	5	服装、鞋帽整洁	5		

续表

项　目	项目 总分	要　　求	标准分	得分	备注
操作前准备	10	洗手、戴口罩,打开无菌盘	2		
		穿无菌手术衣,戴无菌手套	3		
		将器械按使用先后分类排列整齐,与巡回护士共同清点、核对	5		
装卸刀片	20	装刀片:用持针器夹住刀片前端背部与刀柄对合后,安装于刀柄上	10		
		卸刀片:用持针器夹住刀片尾端背侧,稍提起刀片,向上推开取下	10		
穿针	20	动作正确:右手拿起持针器,以持针器开口处的前1/3夹住缝针的后1/3;交持针器于左手穿针穿入缝线,将缝线重叠部分卡入持针器的前1/3,注意防止滑脱	10		
		操作熟练:1分钟完成5个穿针	10		少1个扣2分
传递器械	20	识别正确	10		抽5把,错1 把扣2分
		传递方法正确	10		
操作后处理	5	将全部器械按使用先后分类排列整齐,再次与巡回护士共同清点、核对	5		
终末质量	10	动作轻稳,运用灵活,正确辨认和传递	5		
		遵守无菌操作原则	3		
		无刀割、针刺伤	2		
理论提问	10	常用手术器械用途	4		
		辨认、使用和传递器械的注意事项	3		
		清点、核对物品的时间点及注意事项	3		
总分	100		100		

35

【思考题】

1. 常用手术器械有哪些? 列举说明其用途。

2. 怎样正确装卸刀片和穿线?

3. 器械传递的注意事项有哪些?

操作六　器械台管理与手术配合

操作六练习题

【情境导入】

病人,女,28岁,转移性右下腹疼痛4小时,伴恶心、呕吐、发热,急诊拟急性阑尾炎收住入院。查体：T 38.9 ℃，P 94次/min，R 20次/min，BP 128/80 mmHg，全腹压痛以右下腹麦氏点周围最为显著，伴压痛、反跳痛、肌紧张，肠鸣音10~15次/min。实验室检查：血 WBC $18.5×10^9/L$，中性粒细胞比值84%。腹部X线可见盲肠和回肠末端扩张和气液平面。目前拟急诊行阑尾切除术。请思考：

1. 器械护士小李如何做好术前准备？

2. 器械护士小李如何在术中做好手术配合？

【学习目标】

1. 知识目标：掌握手术人员的准备、手术室无菌器械台的配置与管理。

2. 技能目标：能够协助完成手术区的消毒与铺巾；能够正确识别与传递常用手术器械。

3. 素质目标：具有主动关心和爱护病人的意识，拥有团队合作意识；强化无菌观念，工作作风严谨。

【理论知识】

1. 无菌器械台

用于摆放手术所用各种无菌器械及敷料等。铺置无菌器械台的目的在于使用无菌单建立无菌区域和无菌屏障，最大限度减少微生物由非无菌区域转移至无菌区域；同时可对手术器械加强管理。无菌器械台上共铺置无菌巾4~6层，四周无菌单应下垂至少30 cm。无菌器械台内的无菌物品不可伸至桌缘外。如发现无菌台单被血液或者水浸湿等情况，则失去无菌隔离的作用，应加盖或更换干的无菌巾。如为备用无菌器械台（如连台手术），应在其上用双层无菌巾盖好，且有效期为4小时。

2. 手术区皮肤消毒

目的是清除手术切口及周围皮肤上的病原微生物，最大限度减少手术部位的感染。若清洁手术，一般以拟定的切口区为中心向四周消毒。消毒范围包括手术切口周围15~20 cm。如切口可能延长，应扩大消毒范围。

3. 手术铺单

目的是建立无菌安全区，显露手术所需的最小皮肤区域，其余部位予以遮盖，以避免或减少术中污染。铺单原则是除手术区外，手术区切口周围及器械托盘至少覆盖4~6层无菌巾，其他部位至少2层。手术切口巾应距离切口2~3 cm以内铺置。

【操作方法】以腹部开放手术为例

1. 评估和解释

核对病人科室、床号、姓名、性别、年龄、住院号、手术名称、手术部位、术前用药、手术知情同意书和手术间。

2. 用物准备和检查

手术床、实验模型人（或SP病人）；根据所配合手术范围及方式，准备适宜的器械车、剖腹手术器械包、敷料包等。规范更衣，戴帽子、口罩。选择近手术区较宽敞区域铺置无菌器械台。器械护士将无菌包置于器械车中央，检查无菌包名称、灭菌日期和包外化学指示物，以及包装是否完整、干燥、有无破损。

3. 方法

（1）打开手术包及无菌物品：器械护士打开无菌包外层包布（注意只能接触包布的外面，由里向外展开，手臂不可跨越无菌区）；用无菌持物钳打开内层无菌单：顺序为先打开近侧，检查包内灭菌化学指示物合格后再走到对侧打开对侧。无菌器械台上共铺4～6层无菌巾，四周无菌单应下垂于车缘至少30 cm。使用无菌持物钳将无菌物品打至无菌器械台内，再将无菌器械台置于无人走动的位置后进行外科手消毒。巡回护士协助器械护士穿无菌手术衣、戴无菌手套。

（2）整理器械：器械护士穿好无菌手术衣、戴好无菌手套后，将无菌器械台面按照器械使用顺序、频率，分类排列，整齐摆放，便于拿取物品（图1-30）。

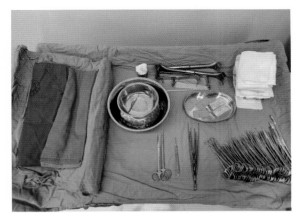

图1-30　无菌器械台无菌物品的摆放

（3）清点：器械护士和巡回护士共同清点器械、敷料、缝针；安装刀片、缝针。巡回护士进行记录并复述，器械护士确认。

（4）递消毒钳及消毒纱球：消毒范围应包括手术切口周围15～20 cm皮肤（图1-31）。

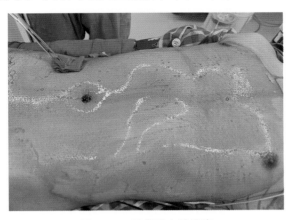

图1-31　手术区皮肤消毒

（5）手术区铺单：① 铺无菌巾（又称切口巾），即用4块无菌巾遮盖切口周围。器械护士将4块无菌巾依次递给医生（此时医生未穿无菌手术衣），前3块反折边1/3向着铺巾者，第4块向着器械护士自己（铺巾顺序：切口下方、上方、对侧及近侧），最后一并递交4把布巾钳（或无菌手术薄膜)。② 铺手术中单:协助医生(穿无菌手术衣、戴好无菌手套)将无菌中单分别铺于切口的上、下方及托盘。③ 铺手术洞单:将手术洞单正对切口,短端向头部、长端向下肢。遵循原则:先头侧后足侧铺置,覆盖麻醉头架、足侧、器械托盘,手术单悬垂超过手术床边缘30 cm。腹单上器械盘加铺一中单(图1-32)。

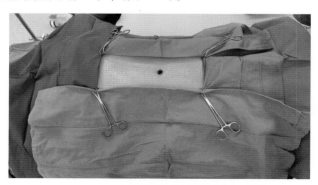

图1-32   手术区铺置无菌巾

(6)传递器械并管理器械台:全程关注手术进程,掌握手术步骤,提前准备并依次正确传递手术器械及敷料等,用后的器械及时收回并擦拭干净,做到"快递、快收";对正在使用的器械、纱布、缝针等做到心中有数,用后及时收回。保持器械台清洁、整齐、有序,及时供应手术人员所需,并做好手术台上标本的管理。

(7)关体腔前、后及缝合皮肤切口后再次清点器械、敷料、缝针、缝线等。巡回护士做好记录。

(8)协助包扎伤口,清洁手术区皮肤,正确连接各种引流袋,做好器械清洁管理,整理手术间、清洁消毒。巡回护士清点病人随身带来的物品,与麻醉师一起送病人回病房,并向病房护士详细交接。

【注意事项】

(1)无菌台缘平面以下,不能长时间保持无菌状态,应视为有菌区。

(2)严格执行无菌操作原则,器械护士穿无菌手术衣、戴好无菌手套后,才可进行无菌器械台的整理。移动无菌器械台时,器械护士不可接触台缘平面以下区域。巡回护士不可接触下垂的手术布单。

(3)手术区皮肤消毒时,涂擦时应方向一致,忌来回涂擦,每次涂擦应有1/4~1/3的区域重叠,不可留下未消毒的空白区。已经接触污染部位的棉球或纱布,不可再回擦已经消毒的部位;向心形消毒污染手术、感染伤口或肛门、会阴部,由外周向感染伤口或会阴处涂擦(由外向内)。对于关节手术的消毒,其范围应超过下一个关节。对于腹部消毒,可先将消毒液滴进脐部,待涂擦皮肤完毕后,再蘸浸脐部消毒液。

(4)铺无菌单时,器械护士已戴手套的手不得碰触医生未戴手套的手;器械护士传递手术单时应手持单角,向内翻转盖住手背,不暴露在手术单外。铺巾前应先确定手术切口的部位,已经铺好的手术巾不得随意移位,如需移动只能向切口外移;铺中、大单时,手不得低于手术台面,也不可碰触手术台面以外未消毒的物品。

(5)器械护士与巡回护士应双人逐项清点至少4次手术物品,即手术开始前、关闭体腔

前、关闭体腔后、缝合皮肤后。如术中需交接班、手术切口涉及两个及以上部位或腔隙,应增加清点次数。

【操作流程】

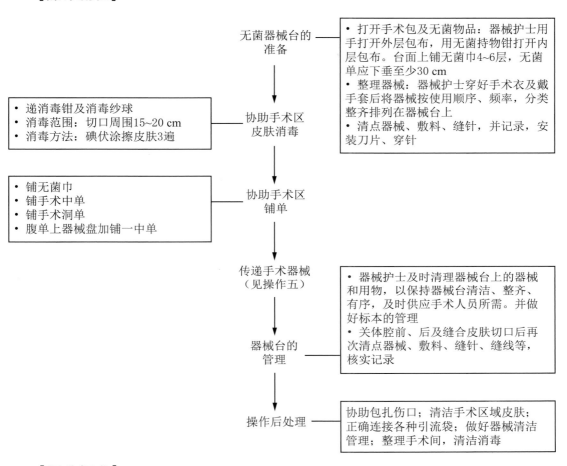

【评分标准】

器械台管理与手术配合操作评分标准

项　目	项目总分	要　求	标准分	得分	备注
素质要求	10	服装整洁,举止端庄	5		
		动作利落、敏捷	5		
无菌器械台的准备	20	口述无菌台的准备:打开手术包法	5		
		整理器械:将手术器械、用物按使用顺序、分类整理,排放整齐	5		
		与巡回护士一起清点器械、敷料、缝针、缝线等,并记录	5		
		正确安装刀片、穿针	5		

39

项　目	项目总分	要　求	标准分	得分	备注
协助消毒铺巾	20	传递卵圆钳及消毒纱球给医生以消毒皮肤	5		
		铺无菌巾:前3块无菌巾折边1/3朝向铺巾者,第4块巾折边朝向器械护士自己;递交4把布巾钳	5		
		铺手术中单:将3块无菌中单分别铺于切口的上、下方及托盘上。避免手触及未消毒的物品	5		
		铺手术洞单:将手术洞单正对切口,短端向头部,长端向下肢,先头侧后足侧展开,覆盖麻醉头架、足侧、器械托盘,手术单悬垂于床缘下至少30 cm	5		
手术器械传递与管理	20	准确传递任意几项常用手术器械,动作准确、灵活	10		
		保持器械台干燥整洁	5		
		再次清点器械、敷料、缝针、缝线等,核实记录	5		
操作后整理	10	协助包扎伤口,清洁手术区皮肤	2		
		正确处理手术器械、用物	5		
		整理手术间,进行日常清洁消毒工作	3		
终末质量	10	操作配合默契,动作准确、灵活	5		
		遵守手术中的无菌操作原则	5		
理论提问	10	手术的人员配备和职责	5		
		手术中的无菌操作原则	5		
总分	100		100		

【思考题】

1.铺无菌器械台需要注意什么?

2.手术区铺单的要求和原则有哪些?

操作七　换　　药

操作七练习题

【情境导入】

病人,男,50岁,因右上腹疼痛40余天入院,诊断为原发性肝细胞癌,行根治性肝切除术。现术后第3天,腹部手术切口部位需进行换药。请思考:

1.针对该病人,换药操作的目的是什么?

2.如何进行换药操作?操作过程中需要注意哪些事项?

【学习目标】

1.知识目标:掌握换药的目的以及不同伤口换药的顺序。

2.技能目标:能够独立进行常见伤口的换药操作。

3. 素质目标:具有主动关心和爱护病人的意识,强化无菌观念。

【理论知识】

1. 伤口分类

创伤可分为闭合性损伤和开放性损伤,其中,开放性损伤的伤口可分为三类。

(1) 清洁伤口:常见于无菌手术切口,消毒后可以直接缝合。

(2) 污染伤口:有细菌污染而尚未构成感染的伤口。及时清创可避免其转为感染伤口,最佳清创时间为伤后6～8小时。

(3) 感染伤口:开放性伤口污染严重或较长时间未得到处理,已发生感染的伤口。此时要先引流,再更换敷料即换药。

2. 换药目的

清除伤口的分泌物、坏死组织和脓液,保持引流通畅,控制感染;改善肉芽组织状态,减少瘢痕形成。

3. 换药顺序

为预防交叉感染,若存在多个伤口,按一定顺序进行不同类型伤口换药。即先换清洁伤口,再换污染伤口,后换感染伤口;先换一般感染伤口,后换特殊感染伤口;先换简单伤口,后换复杂伤口,即优先处理伤口小、感染轻的伤口,分泌物多、感染严重以及创面大的伤口放在后面再处理。同时注意:每更换1个病人,操作前应重新洗手,并用消毒液擦拭或浸泡双手。

4. 不同伤口换药的时间

(1) 术后清洁伤口,如无特殊反应,3～5天后第一次换药。

(2) 感染伤口,若分泌物较多,应根据分泌物量的多少决定换药的次数。

(3) 新鲜肉芽创面,隔1～2天换药1次。

【操作方法】以清洁伤口换药操作为例

1. 护士准备

着装整齐、修剪指甲,洗手、戴口罩。

2. 转抄和核对

转抄并双人核对医嘱单、执行单。

3. 问候和核对

向病人问候并核对病人信息(口头、床头卡及腕带)。

4. 评估和解释

(1)向病人及家属解释换药的目的、注意事项及配合要点。

(2)评估病人的一般情况,包括意识状态、合作程度、用药史、过敏史等;评估伤口情况,是否有感染、脓液、积液、积血等异常情况。

(3)评估环境是否安静整洁、温度是否适宜、光线是否明亮等。

5. 物品准备并检查

(1) 治疗车上层:治疗盘、换药包、弯盘、胶布、无菌手套;根据伤口情况备引流物、探针、生理盐水等。

(2) 治疗车下层:医疗垃圾桶、生活垃圾桶、锐器盒。

41

6. 再次核对

携用物至床旁,核对病人信息。

7. 体位

根据伤口部位取合适体位,充分暴露伤口,注意保护病人隐私及保暖。

8. 换药包

打开一次性换药包,铺治疗巾于伤口下,弯盘置于伤口旁。

9. 按需准备生理盐水棉球

打开碘伏棉球包装。

10. 揭除外层敷料

外层胶布和敷料用手揭除,揭除的敷料有渗液的一面向上,放在弯盘内。见图1-33。

11. 揭除伤口敷料

洗手、戴无菌手套。紧贴创面的内层敷料用镊子揭去,内面朝上放于弯盘内;揭除敷料方向与伤口方向保持一致。若敷料与伤口粘连,用生理盐水棉球湿润后揭开,以免损伤肉芽组织或引起创面出血。

12. 评估伤口情况

评估伤口类型、部位、大小、伤口基底颜色、渗液量、伤口周围皮肤情况等。见图1-34。

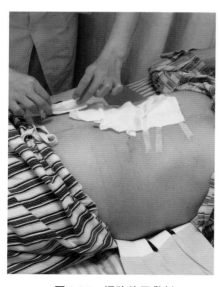

图1-33 揭除外层敷料

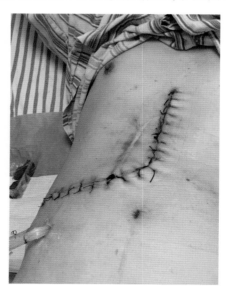

图1-34 评估伤口情况

13. 消毒伤口及周围皮肤

采用双手执笔式持镊操作法,即一把镊子接触伤口,另一把镊子专用于夹取无菌物品,两镊不可相碰。清洁伤口:碘伏棉球由内向外消毒伤口周围皮肤2次。感染伤口:碘伏棉球由外向内消毒2次。肉芽组织伤口:从肉芽组织的边缘由内向外消毒2次。消毒范围:第一次大于伤口边缘5 cm,第二次范围不超过第一次;如果创面有分泌物,用盐水棉球自内向外轻柔地拭去。见图1-35。

14. 包扎伤口

根据伤口情况及分泌物的量,选择凡士林纱布、药物或无菌纱布覆盖,或放入引流管、纱布引流条等。外层敷料须大于伤口边缘5 cm,敷料的层次一般为8~10层。用胶布妥善固定伤口敷料,胶布粘贴方向与肢体或躯干长轴垂直,胶布距敷料的边缘约0.5 cm。创面大、渗液多的创口,可加用棉垫,胶布不易固定时需用绷带包扎。见图1-36。

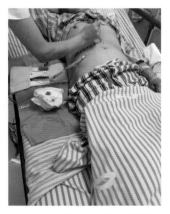 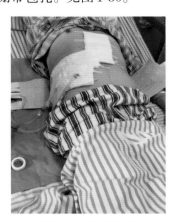

图1-35 消毒:执笔式持镊   图1-36 包扎伤口

15. 安置病人

将病人安置于舒适体位,整理床单位。交代注意事项:如敷料潮湿或渗血,及时更换清理用物。

16. 操作后处理

按要求处理用物,垃圾分类处理。洗手、记录伤口换药时间、伤口情况等。

【注意事项】

(1)严格遵守无菌操作原则,防止医源性感染的发生。

(2)双手执笔式持镊操作,两镊不可相碰。

(3)操作轻柔,保护新生肉芽组织。换药前后认真洗手。

(4)先换清洁创面,再换感染轻微创面,最后换感染严重创面、特异性感染创面。

(5)气性坏疽、破伤风、溶血性链球菌及绿脓杆菌等感染伤口,必须严格执行床边隔离制度。污染的敷料需及时焚毁,使用的器械应单独加倍时间消毒灭菌。

(6)如病情许可、条件允许,应在换药室进行换药。

(7)合理掌握换药的间隔时间,间隔时间过长不利于伤口愈合,间隔时间过短因反复刺激伤口也会影响伤口愈合,同时增加病人痛苦,并造成浪费。

【其他伤口的换药】

1. 切口缝线反应

术后2~3天,创口一般有轻度水肿,针眼周围及缝线下稍有红肿,但范围不大,是一种生理反应,伤口常规消毒后用75%乙醇纱布湿敷即可。

2. 针眼脓肿

为缝线反应的进一步发展,针眼处有脓液,针眼周围暗红肿胀。对较小的脓肿,可先用无菌镊子弄破并用无菌干棉球挤压出脓液,然后涂以碘伏即可;脓肿较大或感染较深者,应提前拆除此针缝线。

3. 伤口感染或化脓

局部肿胀,皮肤明显水肿并有压痛,伤口周围暗红,范围超过两侧针眼,甚至有波动感出现。可先用针头试穿抽脓,确诊为伤口化脓后,应尽早部分或全部拆除缝线;有脓液时将伤口敞开,清除脓液和伤口内异物(如线头);清洗后放置合适的引流物,若伤口扩开后分泌物不多或仅有血性分泌物,则于清洗或清除异物后,用蝶形胶布拉拢创口即可,以后酌情换药;伴有全身症状者,可适当使用抗生素,配合局部理疗或热敷。

4. 疑有创口积血、积液

可用针头由周围正常皮肤处穿刺,针尖潜入积血、积液处抽吸,并置入引流条,换药至创口愈合。

5. 放置引流的缝合伤口

手术后缝合伤口放置的引流物多为橡皮片或橡皮管,前者多在术后24~48小时取出,可在拔除橡皮片时换药;后者可按常规换药,在覆盖纱布的一侧剪一个Y形或弧形缺口(或直接用剪口纱布),两块纱布交叉覆盖,包绕引流管的根部。

【操作流程】

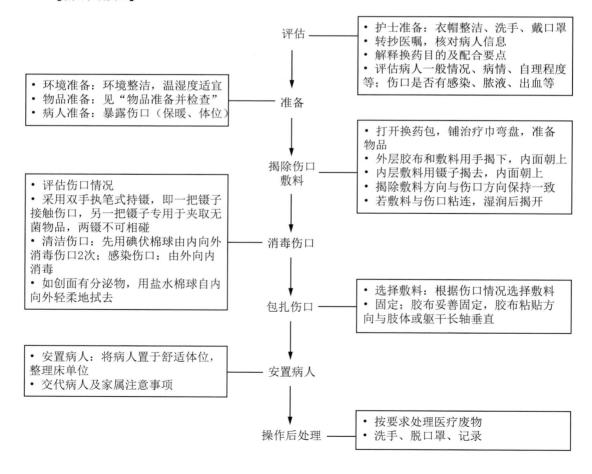

【评分标准】

换药操作评分标准

项 目	项目总分	要 求	标准分	得分	备注
素质要求	10	着装整齐、修剪指甲	5		
		仪表大方、举止端庄;语言柔和,动作轻稳	5		
操作前准备	10	洗手、戴口罩	2		
		核对病人信息	2		
		评估病人和环境(包括解释)	4		
		备齐用物	2		
操作过程	50	携用物至床旁	2		
		合适体位、充分暴露(注意保暖,体位舒适)	2		
		打开换药包,治疗巾铺于伤口下,弯盘置于伤口旁;准备所需物品(如盐水棉球、碘伏棉球)	6		
		揭除外层敷料:用手揭去固定的胶布和外层敷料,污面向上放于弯盘内	6		
		揭除内层敷料:用镊子揭去,内面朝上,揭除敷料方向与伤口方向一致,必要时用盐水棉球湿润后揭下	8		
		评估伤口情况:伤口类型,有无渗血、渗液等	4		
		消毒:清洁伤口:用碘伏棉球由内向外消毒伤口周围皮肤2次;感染伤口:由外向内 消毒范围第2次不超过第1次,如有分泌物,用盐水棉球自内向外轻柔地拭去	6		
		双手执笔式持镊操作,一把镊子接触伤口,另一把镊子专用于夹取无菌物品,两镊不可相碰	10		
		包扎伤口:盖上无菌纱布;以胶布粘贴固定,粘贴方向应与肢体长轴垂直,胶布不宜固定时用绷带包扎	6		
操作后处理	10	将病人卧于舒适体位、整理床单位	3		
		交代病人及家属注意事项	3		
		按要求处理用物	2		
		洗手、脱口罩;正确记录	2		
终末质量	10	动作轻巧、稳当、准确	4		
		遵守无菌操作原则	6		
理论提问	10	开放性损伤的伤口分类	5		
		换药操作的目的;不同伤口换药的顺序	5		
总分	100		100		

备注:以清洁伤口换药操作为例。

【思考题】

1．临床工作过程中面临不同类型的伤口,你认为换药的顺序应如何安排?

2．临床工作中,有些人主张用大量的敷料覆盖伤口,认为这样可以更好地保持无菌状态;也有些人认为只用少数几层,可以节约成本。你认为敷料选择多少较为合适?

操作八 拆 线

操作八练习题

【情境导入】

病人,女,43岁,突发上腹部刀割样疼痛6小时,入院后急诊行胃大部切除术,术后第7天,切口红、肿、热、痛,触之有波动感,医嘱给予抗生素、切口拆线、引流。请思考:

1. 该病人手术切口愈合情况如何?

2.针对该病人,如何进行拆线操作?操作过程中有哪些注意事项?

【学习目标】

1.知识目标:掌握不同部位手术切口缝线拆除的时间与伤口愈合情况。

2.技能目标:能够正确进行拆线操作与记录。

3.素质目标:具有主动关心、爱护和尊重病人的意识,强化无菌观念。

【理论知识】

1.外科手术切口的分类

(1)清洁切口(Ⅰ类切口):指缝合的无菌切口,如甲状腺大部切开复位术、疝修补术等。

(2)可能污染切口(Ⅱ类切口):指手术时可能带有污染的缝合切口,如胃大部切除术、肠套叠开放复位术、膀胱部分切除等。不容易彻底消毒的皮肤部位、6小时内伤口经过清创术缝合、新缝合的切口再度切开者,也属于此类。

(3)污染切口(Ⅲ类切口):指邻近感染区或组织直接暴露于污染或感染物的切口,如阑尾穿孔的阑尾切除术、肠梗阻坏死的手术等。

2.切口愈合等级

(1)甲级愈合:用"甲"字代表,指愈合良好,无不良反应。

(2)乙级愈合:用"乙"字代表,指愈合处有炎症反应,如红肿、硬结、血肿、积液等,但未化脓。

(3)丙级愈合:用"丙"字代表,指切口化脓,需要做切开引流等处理。

按照上述外科手术切口分类和愈合分级方法,观察切口愈合情况并做记录。如甲状腺大部切除术后愈合良好,记录为"Ⅰ/甲";胃大部切除术切口血肿,记录为"Ⅱ/乙";当切口处理不当时,Ⅰ类切口亦可成为丙级愈合,相反,Ⅲ类切口若处理恰当,也可能得到甲级愈合,记为"Ⅲ/甲"。

3.缝线拆除时间

可根据切口愈合情况、局部血液供应情况、病人年龄和营养状况等决定。一般头、面、颈部在术后4～5天拆线,下腹部、会阴部在术后6～7天拆线;胸部、上腹部、背部和臀部在术后7～9天拆线;四肢在术后10～12天(近关节处可适当延长),减张缝线为术后14天。青少年病人拆线时间可以适当缩短,年老、营养不良者拆线时间适当延迟,切口较长者先间隔拆线,1～2天后再将剩余缝线拆除。可吸收缝线行美容缝合者可不拆线。电刀切口也应推迟1～2天拆线。

【操作方法】

1. 护士准备

着装整齐、修剪指甲;洗手、戴口罩。

2. 转抄和核对

转抄并双人核对医嘱单、执行单。

3. 问候和核对

向病人问候并核对病人信息(口头、床头卡及腕带)。

4. 评估

病人一般情况:是否能下床活动、是否在进行相关治疗,合理安排拆线场所和时间;检查病人切口愈合情况:是否有感染、脓肿、积液、积血等异常情况;了解环境是否清洁、温度是否适宜、光线是否明亮等。

5. 用物准备

治疗盘内置:一次性拆线包(无菌换药碗2只,一碗置无菌镊2把、消毒棉球、盐水棉球、敷料、无菌拆线剪,另一碗扣盖其上),另备无菌手套、治疗巾、碗盘、胶布、绷带等。

6. 再次核对

做好核对解释工作,将病人安置在换药室或有遮挡的病室。

7. 暴露伤口

暴露病人伤口,冬天注意保暖,帮助病人取舒适体位。

8. 打开一次性拆线包

打开一次性拆线包,上层治疗碗放在一侧,铺治疗巾。

9. 揭除敷料

外层胶布和敷料用手取下,紧贴创面的内层敷料用镊子揭去;若敷料与切口粘住,用生理盐水棉球湿润后揭开。

10. 消毒切口

用1%碘伏棉球由内向外(如有感染者由外向内),消毒2次。

11. 拆线

用无齿镊夹起线结轻提,使埋入皮肤内的缝线露出少许(图1-37)。用拆线剪的剪刀尖紧贴皮肤剪断缝线,向切口方向拉出线头(勿向反方向拉,以免伤口裂开)。

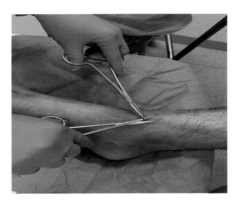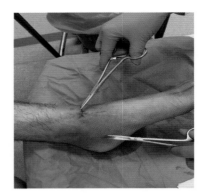

图 1-37　剪断缝线

12. 再次消毒

用1％碘伏棉球由内向外,消毒1次。

13. 包扎伤口

盖好无菌敷料,用胶布固定,胶布粘贴方向与肢体或躯干长轴垂直。拆线后如发现愈合不良,可用蝶形胶布牵拉固定。

14. 安置病人

将病人安置于舒适体位、整理床单位。

15. 操作后处理

清理用物,洗手、脱口罩;正确记录(按照切口分类和愈合等级记录)。

【注意事项】

(1) 遵守无菌操作原则,勿使缝线的外露部分进入切口线道内,以免造成切口污染。

(2) 拆线时间应根据病人年龄、性别、体质、营养及切口局部情况等综合考虑,而不应仅参考手术后时间。

(3) 切口有感染者应及早间断拆线,便于改善局部血液循环,促进引流和水肿消退;针眼有脓包者应提前拆线;伤口过长或张力过高,应分2~3次拆完整个切口缝线。

(4) 拆线后如发现愈合不良而有裂开可能者,可用蝶形胶布将伤口固定包扎。

【操作流程】

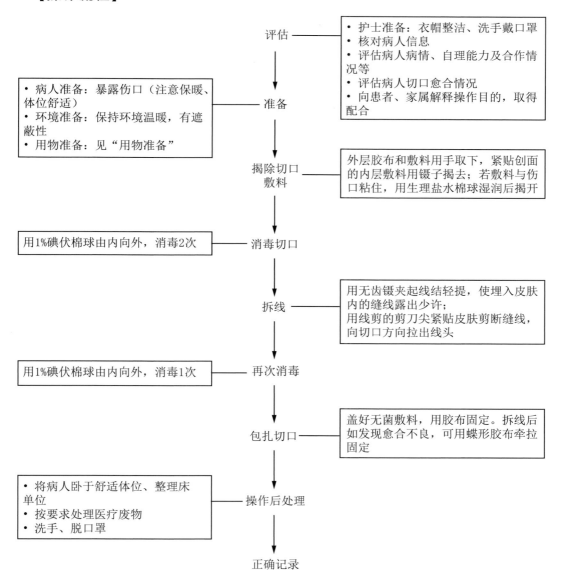

评估 —— • 护士准备：衣帽整洁、洗手戴口罩
• 核对病人信息
• 评估病人病情、自理能力及合作情况等
• 评估病人切口愈合情况
• 向患者、家属解释操作目的，取得配合

• 病人准备：暴露伤口（注意保暖、体位舒适）
• 环境准备：保持环境温暖，有遮蔽性
• 用物准备：见"用物准备" —— 准备

揭除切口敷料 —— 外层胶布和敷料用手取下，紧贴创面的内层敷料用镊子揭去；若敷料与伤口粘住，用生理盐水棉球湿润后揭开

用1%碘伏棉球由内向外，消毒2次 —— 消毒切口

拆线 —— 用无齿镊夹起线结轻提，使埋入皮肤内的缝线露出少许；
用线剪的剪刀尖紧贴皮肤剪断缝线，向切口方向拉出线头

用1%碘伏棉球由内向外，消毒1次 —— 再次消毒

包扎切口 —— 盖好无菌敷料，用胶布固定。拆线后如发现愈合不良，可用蝶形胶布牵拉固定

• 将病人卧于舒适体位、整理床单位
• 按要求处理医疗废物
• 洗手、脱口罩 —— 操作后处理

正确记录

【评分标准】

拆线操作评分标准

项　目	项目总分	要　求	标准分	得分	备注
素质要求	10	服装、鞋帽整洁	5		
		仪表大方,举止端庄;语言柔和,动作轻稳	5		
操作前准备	10	评估切口情况及环境等	2		
		洗手、戴口罩	2		
		备齐用物	4		
		环境、时间合适	2		

49

项　目	项目总分	要　求	标准分	得分	备注
操作过程	50	核对、解释	3		
		充分暴露(注意保暖,体位舒适)	3		
		揭除伤口敷料:用手揭去固定的胶布和外层敷料,污面向上放于弯盘内,用镊子揭除内层敷料,必要时用盐水湿润后揭下	10		
		消毒切口:1%碘伏棉球由内向外,消毒2次	7		
		拆线:用无齿镊夹起线结轻提,使埋入皮肤内的缝线露出少许;用线剪的剪刀尖紧贴皮肤剪断缝线,向切口方向拉出线头	10		
		再次消毒:用1%碘伏棉球由内向外,消毒1次	7		
		包扎伤口:盖好无菌敷料,用胶布固定。拆线后如发现愈合不良,可用蝶形胶布牵拉固定	10		
操作后处理	10	将病人卧于舒适体位、整理床单位	2		
		清理用物,方法正确	4		
		洗手、脱口罩	2		
		正确记录	2		
终末质量	10	动作轻巧、稳当、准确	5		
		符合无菌操作原则	5		
理论提问	10	切口拆线时间	5		
		切口分类与愈合等级的判断标准	5		
总分	100		100		

【思考题】

1．为什么有些伤口还没到拆线时间,医生换药时却提前拆线?

2．如果手术切口愈合过程中发生了感染,切口可能会有哪些临床表现?

操作九　伤口引流管护理

操作九练习题

【情境导入】

病人,女,54岁,乳头无痛性血性溢液,发现右侧乳房可触及肿块,表面不平、边界不清、质地硬,局部乳房皮肤有"酒窝征",经组织病理学检查确诊为乳腺癌,行根治术,术后在切口处放置引流管1根。请思考:

1. 该病人切口处放置引流管的目的是什么?

2. 针对该病人,切口处的引流管如何护理?

50

【学习目标】

1. 知识目标:掌握伤口引流管护理的目的和护理要点。

2. 技能目标:能够正确进行伤口引流管的护理操作。

3. 素质目标:具有主动关心、爱护和尊重病人的意识,强化无菌观念。

【理论知识】

1. 放置伤口引流管的目的

多为手术后分泌物较多者进行预防性引流或污染伤口进行切口引流,目的是引流局部或体腔内的积液、积脓、积血等,预防和治疗感染,有助于切口早期愈合,减少并发症发生。常用的引流物有盐水纱条、橡皮片、硅胶管等。

2. 伤口引流管的护理

区分各种伤口引流管放置的部位和作用,并做好标记,妥善固定,避免移位、脱出;保持引流通畅,术后经常检查引流管有无扭曲、压迫、堵塞或折转成角,以免影响引流;若使用负压吸引球或一次性引流袋,一般每日更换1次;若使用防逆流引流袋,一般5~7日进行更换。注意引流袋的位置不能高于病人引流管管口的平面,防止引流液逆行感染;观察并记录引流液的颜色、性状和量,如有异常及时通知医师;熟悉各类引流管的拔管指征。

【操作方法】以手术后切口预防性引流为例

1. 护士准备

着装整齐、修剪指甲;洗手、戴口罩。

2. 转抄和核对

转抄并双人核对医嘱单、执行单。

3. 问候和核对

向病人问候并核对病人信息(口头、床头卡及腕带)。

4. 评估

评估病人一般情况:能否下床活动、是否在进行相关治疗,更换引流管敷料的场所和时间;检查病人引流管处皮肤是否有红肿感染、渗出液等异常情况,引流管标记是否准确;了解环境是否清洁、温度是否适宜、光线是否明亮等。

5. 用物准备

治疗盘内置:一次性换药包(无菌换药碗2只,一碗置无菌镊2把、1‰碘伏棉球、盐水棉球、剪口纱布,另一碗扣盖其上),另备胶布、无菌手套、引流袋、血管钳、治疗巾、绷带、弯盘等。

6. 再次核对

做好核对解释工作,将病人安置在换药室或有遮挡的病室。

7. 体位

暴露病人引流管,冬天注意保暖,帮助病人取舒适体位。

8. 打开换药包

打开一次性换药包,上层治疗碗放在一侧,铺治疗巾。

9. 更换引流口敷料

外层胶布和敷料用手取下,内层敷料用镊子揭去。

10. 消毒引流管口周围皮肤

采用双手执笔式持镊操作法,先用碘伏棉球由内向外消毒管口周围皮肤2次。注意观察引流管口渗液情况,引流管是否脱出或脱落(图1-38)。

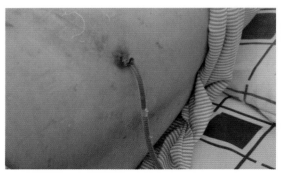

图1-38 引流管观察

11. 引流管处包扎

创面处理完毕,使用剪口纱布(图1-39),两块纱布交叉覆盖,胶布粘贴固定。注意引流管的固定处于低位放置(不能高于病人引流管管口的平面)(图1-40)。

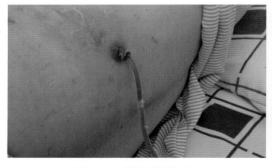

图1-39 引流管处包扎

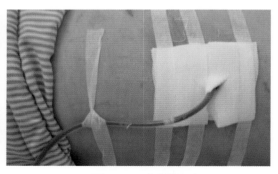

图1-40 引流管固定

12. 更换引流袋

先用血管钳夹闭引流管近端,戴好手套,双手分离引流管与引流袋的接口,将引流袋接口竖起提高,使引流液全部流入袋中并将换下的引流袋接口用纱布包裹后塞于床垫下。取无菌棉签蘸碘伏依次消毒引流管口内面、管口边缘及周围。取无菌纱布包绕已消毒的引流管口,将已打开的引流袋接头插入引流管内。更换引流袋后松开血管钳,并挤压引流管,检查引流管有无扭曲、压迫、堵塞或折转成角,保持引流通畅,并妥善固定。

13. 安置病人

将病人安置于舒适体位,整理床单位。

14. 操作后处理

将病人卧于舒适体位,整理床单位;清理用物,观察更换下来的引流袋中引流液的颜色、性状和量。将引流袋丢入盛污物容器中,处理医疗垃圾;洗手、脱口罩;正确记录。

【注意事项】

（1）严格遵守无菌操作原则,防止增加感染的可能性。

（2）注意观察引流管口渗液的量、性状、色泽变化。

（3）注意引流袋不能高于病人引流管管口的平面,检查引流管有无扭曲、压迫、堵塞或折转成角,保持引流通畅,以免影响引流。

（4）妥善固定,防止引流管脱出或脱落。

【操作流程】

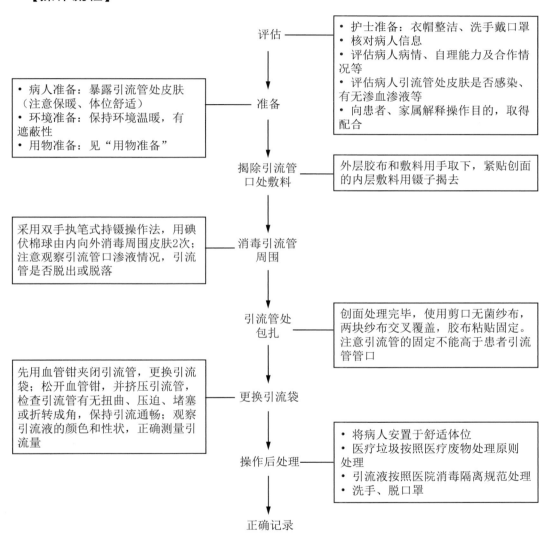

评估
- 护士准备：衣帽整洁、洗手戴口罩
- 核对病人信息
- 评估病人病情、自理能力及合作情况等
- 评估病人引流管处皮肤是否感染、有无渗血渗液等
- 向患者、家属解释操作目的，取得配合

准备
- 病人准备：暴露引流管处皮肤（注意保暖、体位舒适）
- 环境准备：保持环境温暖，有遮蔽性
- 用物准备：见"用物准备"

揭除引流管口处敷料
外层胶布和敷料用手取下，紧贴创面的内层敷料用镊子揭去

消毒引流管周围
采用双手执笔式持镊操作法，用碘伏棉球由内向外消毒周围皮肤2次；注意观察引流管口渗液情况，引流管是否脱出或脱落

引流管处包扎
创面处理完毕，使用剪口无菌纱布，两块纱布交叉覆盖，胶布粘贴固定。注意引流管的固定不能高于患者引流管管口

更换引流袋
先用血管钳夹闭引流管，更换引流袋；松开血管钳，并挤压引流管，检查引流管有无扭曲、压迫、堵塞或折转成角，保持引流通畅；观察引流液的颜色和性状，正确测量引流量

操作后处理
- 将病人安置于舒适体位
- 医疗垃圾按照医疗废物处理原则处理
- 引流液按照医院消毒隔离规范处理
- 洗手、脱口罩

正确记录

53

【评分标准】

伤口引流管护理评分标准

项 目	项目总分	要 求	标准分	得分	备注
素质要求	10	服装、鞋帽整洁	5		
		仪表大方,举止端庄;语言柔和,动作轻稳	5		
操作前准备	10	评估引流管处情况及环境等	2		
		洗手、戴口罩	2		
		备齐用物	4		
		环境、时间合适	2		
操作过程	50	核对、解释	4		
		充分暴露(注意保暖,体位舒适)	4		
		揭除引流管处敷料:用手揭去固定的胶布和外层敷料,污面向上放于弯盘内	4		
		用镊子揭除内层敷料,污面向上放于弯盘内	6		
		消毒引流管周围皮肤:双手执笔式持镊操作,用碘伏棉球由内向外消毒周围皮肤2次	8		
		引流管处包扎:创面处理完毕,使用剪口纱布,两块纱布交叉覆盖,胶布粘贴固定	8		
		更换引流袋:先用血管钳夹闭引流管,更换引流袋,松开血管钳	8		
		检查引流管有无扭曲、压迫、堵塞或折转成角,引流是否通畅	4		
		观察引流液的颜色和性状,正确测量引流量	4		
操作后处理	10	将病人安置于舒适体位、整理床单位	3		
		清理用物,方法正确	3		
		洗手、脱口罩	2		
		正确记录	2		
终末质量	10	动作轻巧、稳当、准确	5		
		遵守无菌操作原则	5		
理论提问	10	放置引流管的目的	5		
		引流管护理要点	5		
总分	100		100		

【思考题】

1. 引流管挤压主要是为了确保引流通畅,预防导管堵塞造成的相关并发症,但导管挤压不当会引起病人不适等相关并发症,应如何正确地进行引流管挤压操作?

2. 如果引流管周围渗出液体了应该怎么处理?

操作十　肠造口护理

操作十练习题

【情境导入】

病人,男,62岁,因排便习惯改变2个月,便中带血1个月入院,经检查诊断为直肠恶性肿瘤。该病人在全麻下行腹腔镜辅助直肠癌根治术。术后在左下腹壁可见乙状结肠造口。目前术后第3天,造口有稀薄粪便流出,护士小张为其实施肠造口护理。请思考:

1. 如何为该病人进行肠造口护理?

2. 针对该病人,如何进行健康教育?

【学习目标】

1. 知识目标:掌握肠造口护理的目的及其护理要点。

2. 能力目标:正确进行造口袋的更换。

3. 素质目标:操作中体现对病人的关爱;尊重肠造口病人隐私。

【理论知识】

肠造口(intestinal stoma)是指在某种特殊情况下为挽救生命而暂时或永久性地将肠管提至腹部作为排泄物的出口,最常见的是结肠造口(colostomy)和回肠末端造口(回肠造口,ileostomy),俗称"人工肛门"。

1. 肠造口定位

(1) 部位选择:① 宜位于腹直肌上,避开瘢痕、皱褶、骨隆突或腰带等部位。② 回肠造口宜在右下腹脐与髂前上棘连线中上1/3处或脐、髂前上棘、耻骨联合三点形成的三角形的三条中线相交点;乙状结肠造口用前述方法定位在左下腹。③ 横结肠造口宜在上腹部,以脐和肋缘分别做一水平线,两线之间,且旁开腹中线5~7 cm。④ 体质指数>30 kg/m²者,宜定在腹部隆起的最高处。⑤ 计划行两个以上造口者,定位不宜在同一条水平线上,造口之间相距5~7 cm。⑥ 以病人取半坐卧位、坐位、弯腰、站立等不同体位时能看到造口为宜。

(2) 定位方法:由医师、造口治疗师、病人及家属根据手术方式及病人腹部情况、生活习惯、信仰等,按上述原则共同选择造口部位,用手术记号笔画实心圆做好标记。

2. 肠造口护理要点

(1) 造口开放前护理:肠造口周围用凡士林纱条保护,一般术后3日予以拆除凡士林纱条,及时擦洗肠管分泌物、渗液等,更换敷料,避免感染。观察造瘘口肠黏膜的血液循环,注意有无肠管回缩、出血、坏死等。

(2) 肠造口观察:① 活力:正常肠造口颜色呈鲜红色,有光泽且湿润。术后早期肠黏膜轻度水肿属正常现象,1周左右水肿会消退。如果肠造口出现暗红色或淡紫色提示肠管血运障碍;如颜色苍白提示贫血;若局部或全部肠管变黑,则提示肠管缺血坏死。② 高度:肠造口一般突出皮肤表面1~2 cm,利于排泄物排入造口袋内,观察造口有无回缩、脱垂。③ 形状与大小:肠造口多呈圆形或椭圆形,结肠造口一般比回肠造口直径大。

(3) 佩戴造口袋:于手术当日或术后2~3天开放肠造口后即可佩戴造口袋。一件式造

55

口袋(图1-41)的底盘与便袋不可分离,使用时只需将底盘直接粘贴于造口周围皮肤上即可,简单易用,但清洁造口时不方便,容易刺激皮肤。二件式造口袋(图1-42)的底盘与便袋可分离,使用过程中便袋可随时取下进行清洗。当造口袋内充满1/3~1/2的排泄物时,应及时倾倒,以防因重力牵拉而影响造口底盘的粘贴。

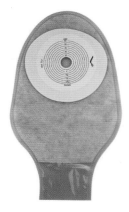

图1-41　一件式造口袋

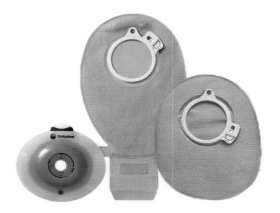

图1-42　二件式造口袋

(4) 造口袋更换:具体见"操作方法"。

(5) 造口管理指导:① 饮食指导:宜进食高热量、高蛋白、富含维生素的少渣食物;食用过多膳食纤维,可能会引起粪便干结和排便困难,甚至出现肠梗阻,故适量进食;洋葱、大蒜、豆类、山芋等可产生刺激性气味或胀气,不宜过多食用;少吃辛辣刺激食物,多饮水。② 规律生活,适量进行身体活动与锻炼。③ 指导病人自行更换造口袋。④ 指导病人进行结肠造口灌洗;可以训练有规律的肠道蠕动,养成定时排便的习惯。⑤ 预防造口及其周围常见并发症。

【操作方法】

1. 评估

评估病人造口和周围皮肤情况及病人自理能力、合作情况,了解造口排泄情况。评估环境清洁、整齐,光线适宜,空气流通,私密性良好。

2. 用物准备

治疗盘内盛:治疗碗(内盛生理盐水棉球、镊子)、弯盘、剪刀、造口袋、造口尺、卫生纸、手套、棉签、治疗巾,根据造口情况准备造口产品。必要时备屏风。见图1-43。

3. 方法

(1) 核对、解释:携用物至病人床旁,核对病人信息,解释交流,取得病人配合,帮助病人取舒适体位,暴露造口部位,垫治疗巾。同时注意保护病人隐私,根据情况遮挡病人,放置弯盘至造口袋下方。

(2) 揭除造口袋:戴手套,检查造口袋是否渗漏,揭除造口袋(从上向下,注意保护造口周围皮肤,必要时使用造口底盘粘胶玻璃喷剂),评估造口底盘的渗漏情况及范围。观察排泄物的性状、颜色、量,用软卫生纸轻轻擦去造口周围及表面粪便。见图1-44。

① 一件式:一手按压固定皮肤,一手由上而下轻轻揭除造口袋。

② 二件式:先将造口袋与底盘分离,用卫生纸擦除造口周围粪便,一手固定皮肤,一手由上而下揭除底盘。

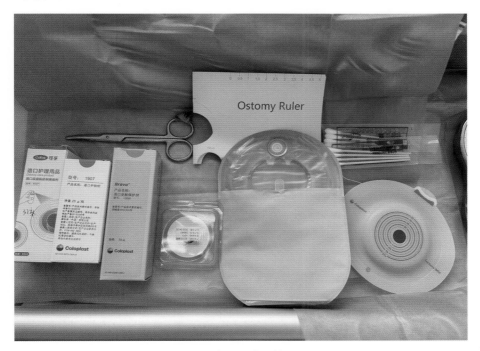

图1-43　主要肠造口护理用物

57

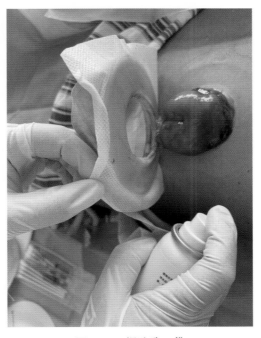

图1-44　揭除造口袋

（3）清洁造口:用生理盐水棉球清洗造口及周围皮肤（由外向内）,观察造口颜色,有无水肿、回缩及狭窄,造口周围皮肤有无湿疹、浸渍、破溃等。

（4）测量造口：用造口测量尺测量造口基底部的大小（若造口为圆形，测量直径；若造口为椭圆形，测量最宽处和最窄处；若造口不规则，用图形来表示），见图1-45。

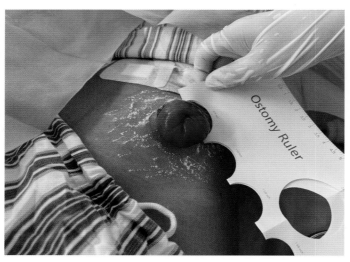

图1-45　测量造口

（5）裁剪造口袋底盘内径：按测量结果裁剪造口袋底盘内径（口径比造口大1～2 mm），见图1-46；裁剪合适后，可用手指将底盘内圈打磨光滑，避免粗糙的内圈损伤造口，见图1-47。

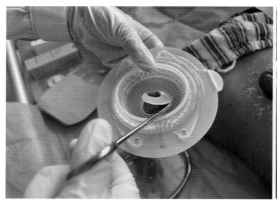

图1-46　修剪造口底盘

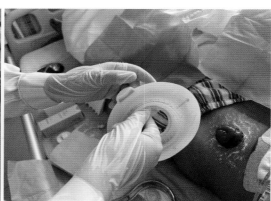

图1-47　打磨底盘内圈

（6）粘贴底盘：根据造口及周围皮肤情况选择合适的造口袋及附件产品（先将造口护肤粉均匀喷洒在造口周围皮肤，见图1-48，距离造口20 cm处喷洒皮肤保护膜，见图1-49，最后沿造口周边使用防漏膏或防漏贴环，见图1-50，揭除造口袋背衬，将造口袋对准造口，由上而下贴紧于腹部皮肤，按压孔径周围1～2 min，检查造口袋粘贴是否平整，排除袋内空气，夹好尾夹，见图1-51和图1-52。

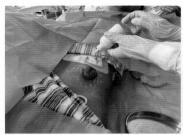
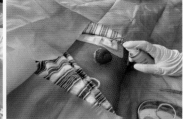
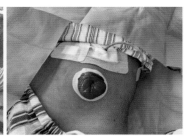

图1-48 喷洒造口护肤粉　　图1-49 喷洒皮肤保护膜　　图1-50 贴防漏贴环

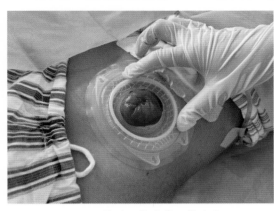
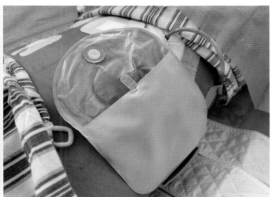

图1-51 粘贴二件式造口袋底盘　　　　图1-52 安装造口袋

（7）协助病人取舒适体位，交代注意事项（切勿用消毒液清洁造口及周围皮肤。造口底盘开口裁剪不宜过大或过小。回肠造口更换时间一般于饭前或饭后2～4小时，此时排泄量较少，比较容易更换，造口底盘约5～7天更换1次）。

（8）用物处理：污物处置符合院感要求。

（9）洗手，正确记录。记录造口及周围皮肤情况，排泄物的量及性状，更换时间。

【注意事项】

（1）操作过程中应有爱伤观念，动作轻柔、熟练。注意病人保暖，保护隐私。

（2）选择合适的造口袋，手术早期宜选择透明、无碳片造口袋，便于观察，康复期可选择不透明造口袋。

（3）每次更换底盘时，要测量造口大小，裁剪时注意底盘孔径大于造口2 mm，避免造口裁剪过大或过小。太大则皮肤外露，排泄物容易损伤皮肤；太小则紧逼造口。过大则皮肤与排泄物接触引起粪溢性皮炎；过小则会压迫造口，影响其血液循环。

（4）粘贴造口袋时造口周围皮肤要干燥；如使用防漏膏，应按压底盘15～20 min。

（5）操作过程及操作后应向病人家属讲解，使他们掌握造口袋的更换。

【操作流程】

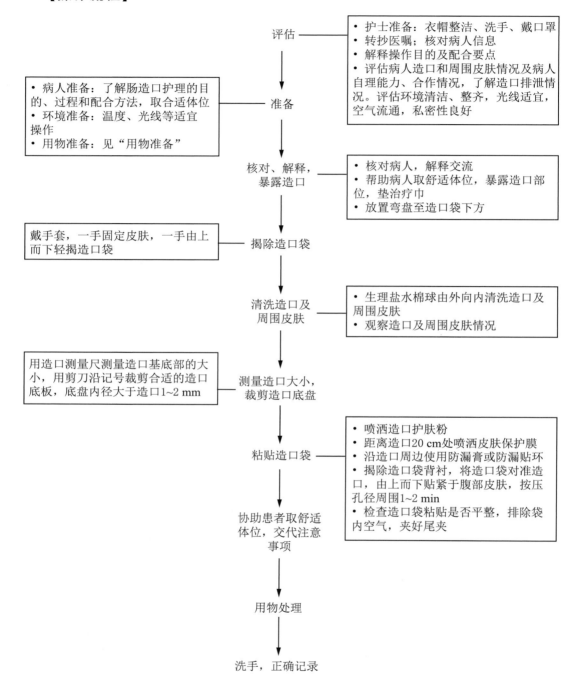

评估 —— • 护士准备：衣帽整洁、洗手、戴口罩
• 转抄医嘱；核对病人信息
• 解释操作目的及配合要点
• 评估病人造口和周围皮肤情况及病人自理能力、合作情况，了解造口排泄情况。评估环境清洁、整齐，光线适宜，空气流通，私密性良好

• 病人准备：了解肠造口护理的目的、过程和配合方法，取合适体位
• 环境准备：温度、光线等适宜操作
• 用物准备：见"用物准备"
—— 准备

核对、解释，暴露造口 —— • 核对病人，解释交流
• 帮助病人取舒适体位，暴露造口部位，垫治疗巾
• 放置弯盘至造口袋下方

戴手套，一手固定皮肤，一手由上而下轻揭造口袋 —— 揭除造口袋

清洗造口及周围皮肤 —— • 生理盐水棉球由外向内清洗造口及周围皮肤
• 观察造口及周围皮肤情况

用造口测量尺测量造口基底部的大小，用剪刀沿记号裁剪合适的造口底板，底盘内径大于造口1~2 mm —— 测量造口大小，裁剪造口底盘

粘贴造口袋 —— • 喷洒造口护肤粉
• 距离造口20 cm处喷洒皮肤保护膜
• 沿造口周边使用防漏膏或防漏贴环
• 揭除造口袋背衬，将造口袋对准造口，由上而下贴紧于腹部皮肤，按压孔径周围1~2 min
• 检查造口袋粘贴是否平整，排除袋内空气，夹好尾夹

协助患者取舒适体位，交代注意事项

用物处理

洗手，正确记录

【评分标准】

肠造口护理技术评分标准

项　目	项目总分	要　求	标准分	得分	备注
素质要求	10	护士准备:着装整洁、整齐,符合要求,洗手、戴口罩	5		
		仪表端庄,语言恰当,态度和蔼	5		
操作前准备	10	全面评估,核对医嘱	2		
		用物准备:备齐用物	2		
		病人准备:了解肠造口护理的目的、过程和配合方法,取合适体位	2		
		环境准备:清洁、整齐,光线适宜,空气流通,私密性良好	2		
		携用物至床边,核对病人,与病人交流	2		
操作过程	50	取正确卧位,遮挡病人,暴露造口部位,垫治疗巾	6		
		戴手套,检查造口袋是否渗漏。揭除造口袋,评估造口底盘的渗漏情况及范围。观察排泄物的性状、颜色、量,用软卫生纸轻轻擦去造口周围及表面粪便	8		
		用生理盐水棉球清洗造口及周围皮肤(由外向内),观察造口颜色,有无水肿、回缩及狭窄,造口周围皮肤有无湿疹、浸渍、破溃等	8		
		测量造口大小,根据造口及周围皮肤情况选择合适的造口袋及附件产品(先将造口护肤粉均匀喷洒在造口周围皮肤,距离造口20 cm处喷洒皮肤保护膜,最后沿造口周边使用防漏膏或防漏贴环)	8		
		裁剪造口袋底盘内径(口径比造口大1～2 mm),使边缘光滑	6		
		揭除造口袋背衬,将造口袋对准造口,由上而下贴紧于腹部皮肤,按压孔径周围1～2 min,检查造口袋粘贴是否平整,排除袋内空气,夹好尾夹	8		
		协助病人取舒适体位,整理床单位,交代注意事项	6		
操作后处理	10	整理用物,方法正确	4		
		洗手、脱口罩	3		
		正确记录	3		
终末质量	10	动作轻巧、稳当	3		
		操作规范	4		
		对病人表现出尊重、关爱	3		
理论提问	10	造口护理技术相关问题	10		
总分	100		100		

【思考题】

1. 如何指导结肠造口术后病人的饮食?
2. 如何指导直肠癌结肠造口病人正确更换人工肛门袋?

操作十一 胃肠减压护理

操作十一练习题

【情境导入】

病人,男,39岁,与朋友聚餐饮酒后3小时,突发持续性、刀割样腹部疼痛,向腰背部放射,伴腹胀、恶心、呕吐,入院后完善相关检查,诊断为急性胰腺炎,医嘱予禁食水、留置胃管、胃肠减压、抗炎、补液、营养支持、止痛对症治疗,胃管接负压引流器引流出墨绿色液体。请思考:

1. 为该病人进行胃肠减压的目的是什么?
2. 现持续胃肠减压第2天,如何为病人进行相关护理?

【学习目标】

1. 知识目标:掌握胃肠减压操作的目的和护理要点。
2. 技能目标:能独立、正确地完成胃肠减压操作。
3. 素质目标:操作过程中能够体现爱伤观念和人文关怀的意识。

【理论知识】

1. 胃肠减压目的

引流胃肠道内容物和气体,减少胃肠道穿孔病人的胃内容物流入腹腔,减轻胃肠道的张力,促进吻合口愈合;降低胃肠道梗阻病人消化道内的压力和膨胀程度,改善血运;便于胃肠道手术病人的术前胃肠道准备,利于术中手术操作,促进术后吻合口愈合;治疗相关疾病,如急性胰腺炎、急性腹膜炎等。

2. 胃肠减压护理要点

妥善固定鼻胃管和负压引流器,并用标签准确标记置管长度,避免脱管,一旦脱出后不可轻易自行插回;负压引流器需维持适当的负压,不可过大或过小;胃肠减压期间,保持引流持续通畅,防止引流管扭曲、折叠、受压、堵塞等,经常挤捏引流管防止管道堵塞,必要时可在医师指导下用无菌注射器抽取生理盐水试冲洗引流管;观察引流液的量、颜色及性状,一般在胃肠手术后24小时内,可引流出少量血性液体或咖啡样液体,若出现较多鲜红色血性液体,病人出现烦躁、血压下降、脉搏加快等,应及时报告医师并配合处理;留置胃肠减压期间,应禁食,给予病人肠外营养,如需给予口服药物时,应研碎溶解后注入,注入后需暂停减压1~2小时再松开;加强口腔护理和鼻腔清洁,咽干、咽痛者可给予雾化吸入;常规每天更换1次负压引流器,如引流液过多应及时更换;若引流液减少,病人的肠蠕动恢复,肛门排气,可行拔管。

【操作方法】

1. 护士准备

着装整齐、修剪指甲;洗手、戴口罩。

2. 转抄和核对

转抄并双人核对医嘱单、执行单。

3. 问候和核对

向病人问候并核对病人信息(床头卡及腕带)。

4. 评估和解释

(1)向病人或家属解释胃肠减压护理的目的、注意事项或配合要点。

(2)评估病人的一般情况,包括病情、合作程度及需求、鼻胃管固定、鼻腔清洁、胃管置管深度和时间、引流通畅性、引流液和负压引流器固定的情况。

(3)评估环境是否安静整洁、温度是否适宜、光线是否明亮等。

5. 物品准备并检查

(1)治疗车上层:弯盘、薄膜手套(或纱布)、棉签、清水、石蜡油、别针、鼻贴(或胶布)、一次性使用治疗巾、血管钳(清洁)、一次性使用负压引流器、75%乙醇、松节油。

(2)治疗车下层:医疗垃圾桶、生活垃圾桶、锐器盒。

6. 再次核对

携用物至床旁,核对病人信息。

7. 体位

协助病人取舒适体位(半卧位或平卧位)。

8. 揭除

用血管钳暂时夹闭胃管开口上3 cm处,松开原固定的别针,铺治疗巾,放置弯盘,用手轻轻揭除病人鼻翼的胶布,分别用松节油、75%乙醇擦除胶布痕迹。

9. 清洁

用清水清洁双侧鼻腔,向置管侧鼻腔内滴石蜡油,贴鼻贴(图1-53、图1-54、图1-55)。

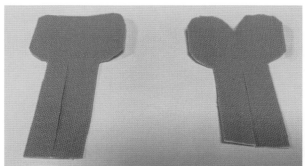

图1-53　常见鼻贴

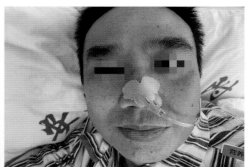

图1-54　鼻贴固定正面观

63

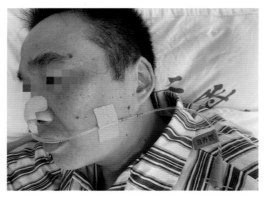

图 1-55　鼻贴固定侧面观

10. 再次检查

再次检查负压引流器是否密封和其有效期,打开外包装,检查有无破损,连接接头(或延长管),备用。

11. 断开

戴手套,断开胃管与负压引流器连接,置污染负压引流器于弯盘内或治疗车下层。

12. 调节负压

调节负压,连接新负压引流器,脱手套,松开血管钳,观察引流是否通畅,妥善固定。

13. 安置病人

将病人安置于舒适体位、整理床单位,交代注意事项。

14. 操作后处理

观察及测定引流液的量、颜色及性状,引流液按照医院消毒隔离规范处理,一次性使用负压引流器按照医疗废物处理原则处理,血管钳、弯盘送供应室消毒处理。洗手、记录更换时间、引流液情况等。

【注意事项】

(1)更换负压引流器前后认真洗手,更换过程中注意职业防护。

(2)妥善固定胃肠减压装置,防止变换体位时加重对咽部的刺激以及受压、脱出。

(3)保持引流通畅和适当负压,必要时可用生理盐水冲洗。

(4)做好舒适护理,缓解病人口、鼻、咽部不适。

(5)定期更换负压引流器。

(6)观察引流液的颜色、性状、量,并记录24小时引流总量。

【操作流程】

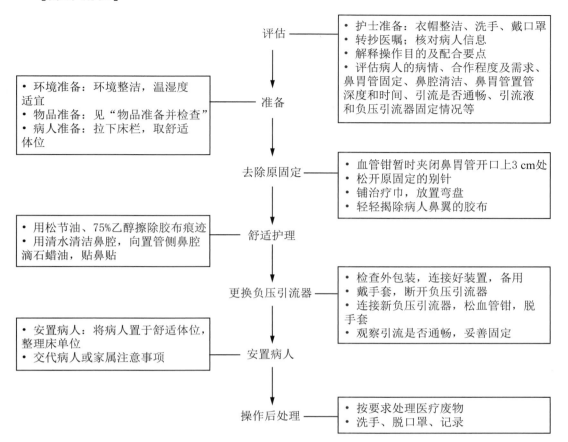

评估
- 护士准备：衣帽整洁、洗手、戴口罩
- 转抄医嘱；核对病人信息
- 解释操作目的及配合要点
- 评估病人的病情、合作程度及需求、鼻胃管固定、鼻腔清洁、鼻胃管置管深度和时间、引流是否通畅、引流液和负压引流器固定情况等

准备
- 环境准备：环境整洁，温湿度适宜
- 物品准备：见"物品准备并检查"
- 病人准备：拉下床栏，取舒适体位

去除原固定
- 血管钳暂时夹闭鼻胃管开口上3 cm处
- 松开原固定的别针
- 铺治疗巾，放置弯盘
- 轻轻揭除病人鼻翼的胶布

舒适护理
- 用松节油、75%乙醇擦除胶布痕迹
- 用清水清洁鼻腔，向置管侧鼻腔滴石蜡油，贴鼻贴

更换负压引流器
- 检查外包装，连接好装置，备用
- 戴手套，断开负压引流器
- 连接新负压引流器，松血管钳，脱手套
- 观察引流是否通畅，妥善固定

安置病人
- 安置病人：将病人置于舒适体位，整理床单位
- 交代病人或家属注意事项

操作后处理
- 按要求处理医疗废物
- 洗手、脱口罩、记录

65

【评分标准】

胃肠减压护理操作评分标准

项　目	项目总分	要　求	标准分	得分	备注
素质要求	10	着装整齐、修剪指甲	5		
		仪表大方、举止端庄;语言柔和,动作轻稳	5		
操作前准备	10	洗手、戴口罩	2		
		核对病人信息	2		
		评估病人和环境(包括解释)	4		
		备齐用物	2		
操作过程	50	携用物至床旁,核对、解释	5		
		协助病人取舒适体位(半卧位或平卧位)	2		
		夹管、松固定、铺治疗巾、放置弯盘	2		
		一手固定胃管,一手揭除胶布,分别用松节油、75%酒精擦胶布痕迹	2		
		用清水清洁鼻孔,向置管侧鼻腔滴石蜡油	5		

项 目	项目总分	要 求	标准分	得分	备注
操作过程	50	用鼻贴固定鼻面部胃管	5		
		检查外包装,连接好装置,备用	5		
		戴手套,断开负压引流器,置污染负压引流器于弯盘内或治疗车下层	5		
		调节负压,连接新负压引流器,脱手套	5		
		松血管钳,观察引流是否通畅	5		
		妥善固定负压引流器,防滑脱	5		
		将病人卧于舒适体位、整理床单位	2		
		交代病人或家属注意事项	2		
操作后处理	10	观察、测定胃液	3		
		按要求处理胃液及用物	3		
		洗手、脱口罩;正确记录	4		
终末质量	10	动作轻巧、稳当、准确	4		
		顺序清晰,严格查对,操作规范	4		
		操作过程中对病人表现出尊重、关爱	2		
理论提问	10	胃肠减压期间的目的	5		
		胃肠减压期间的护理要点	5		
总分	100		100		

【思考题】

请简述胃肠减压期间的护理要点。

操作十二　T形管引流护理

操作十二练习题

【情境导入】

病人,女,71岁,因无明显诱因下出现腹痛,呈阵发性加剧,向右肩部放射急诊入院,完善相关检查后,确诊为胆总管结石、胆囊结石伴胆囊炎,后在全麻下行胆囊切除＋胆总管切开取石＋术中胆道镜术。现术后第3天,T形管引流出黄绿色胆汁样液体。请为病人更换T形管引流袋。请思考:

1. 针对病人术前的病情,为何要为其留置T形管?

2. 如何进行更换T形管引流袋操作?

【学习目标】

1. 知识目标:掌握T形管引流的目的、护理要点。

2. 技能目标:能独立、正确进行T形管引流护理操作。

3. 素质目标:操作过程中严格遵守无菌操作原则,体现爱伤观念和人文关怀的意识。

【理论知识】

1. T形管引流目的

引流胆汁,降低胆道内压力,减少胆汁外漏引起腹膜炎;引流胆道内残余结石,特别是促进泥沙样结石通过T形管排出至体外;支撑胆道,防止胆总管切开处粘连、瘢痕狭窄;经T形管可行胆道造影或胆道镜检查、取石。

2. T形管引流护理要点

T形管引流期间,应将T形管妥善固定于腹壁,以防翻身活动时牵拉造成脱管;注意观察引流液的颜色、量和性状,术后24小时内引流量约为300～500 mL,恢复饮食后可增至每日600～700 mL,以后逐渐减少至每日200 mL左右;保持引流通畅,防止引流管扭曲、折叠、受压,经常挤捏引流管,防止管道堵塞,必要时用生理盐水低压冲洗或用50 mL无菌注射器负压抽吸,操作时需注意避免诱发胆管出血;定期更换引流袋,更换时严格遵守无菌操作原则,平卧时引流管的远端不可高于腋中线、坐位、站立或行走时不可高于腹部手术切口,防止引流袋中的胆汁逆流引起感染。引流管口周围皮肤用无菌纱布覆盖,保持局部干燥,防止胆汁浸润皮肤引起炎症反应;若引流液色泽正常,引流量逐渐减少,可在术后10～14天,试行夹管1～2天,夹管期间注意观察病情,若无发热、腹痛、黄疸等症状,可经T形管做胆道造影,造影后持续引流24小时以上。如胆道通畅无结石或其他病变,再次夹闭T形管24～48小时,病人无不适可予以拔管。拔管后,残留窦道用凡士林纱布填塞,1～2天内可自行闭合。若胆道造影发现有结石残留,则需保留4～8周,再做取石或其他处理。

【操作方法】

1. 护士准备

着装整齐、修剪指甲;洗手、戴口罩。

2. 转抄和核对

转抄并双人核对医嘱单、执行单。

3. 问候和核对

向病人问候并核对病人信息(床头卡及腕带)。

4. 评估和解释

(1)向病人或家属解释更换引流袋的目的、注意事项或配合要点。

(2)评估病人的一般情况,包括病情和合作程度、敷料干燥、引流管的位置及周围皮肤、留置时间、引流通畅、引流袋固定、引流液的量、颜色、性状、引流袋更换时间等情况。

(3)评估环境是否安静整洁、温度是否适宜、光线是否明亮等。

5. 物品准备并检查

(1)治疗车上层:治疗盘内置棉签、安多福溶液、别针、一次性治疗巾、血管钳(清洁)、一次性无菌手套、引流袋、无菌纱布。

(2)治疗车下层:医疗垃圾桶、生活垃圾桶、锐器盒。

6. 再次核对

携用物至床旁,核对病人信息。

7. 体位

拉上隔帘,协助病人将右上臂上抬,稍右侧卧位,充分暴露T形管与引流袋连接处,注意保护病人隐私及保暖。

8. 夹闭

铺治疗巾,用血管钳暂时夹闭接口上方引流管,松开原固定的别针,放置弯盘。

9. 消毒

洗手,戴手套,用安多福棉签环形消毒T形管与引流袋连接处(图1-56)。

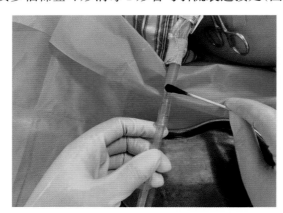

图1-56　环形消毒T形管与引流袋连接处

10. 断开连接

断开连接,并上提引流袋前段延长管使液体流入引流袋内,将污染的引流袋置于治疗车下层。

11. 再次消毒

脱手套,洗手,用安多福棉签消毒T形管口,待干。

12. 再次检查

再次检查引流袋有效期及密封性,打开引流袋包装,检查引流袋是否破损,备用。

13. 连接

取无菌纱布,用纱布内层包裹引流管口,连接新引流袋,松血管钳。

14. 固定引流袋

用别针妥善固定引流袋于床旁,从上向下挤压引流管,观察引流是否通畅,用记号笔在引流袋上标注更换的日期及时间。

15. 安置病人

将病人安置于舒适体位、整理床单位。交代注意事项,如保持引流通畅,引流袋高度不可高于切口等。

16. 操作后处理

按要求处理用物,垃圾分类处理。洗手,记录更换时间、引流液情况等。

【注意事项】

(1)妥善固定T形管,防止变换体位时扭曲、受压、堵塞、脱出。

（2）定期更换引流袋,严格遵守无菌操作原则,防止感染。

（3）告知病人坐位、站立或行走时,引流袋不可高于腹部手术切口,防止胆汁逆流引起感染。

（4）每日观察引流物的颜色、性状、量,并记录24小时引流液总量。

【操作流程】

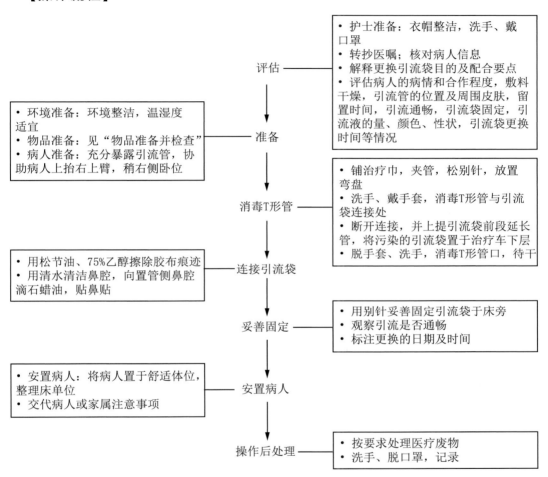

【评分标准】

T形管引流护理操作评分标准

项 目	项目总分	要 求	标准分	得分	备注
素质要求	10	着装整齐、修剪指甲	5		
		仪表大方,举止端庄;语言柔和,动作轻稳	5		
操作前准备	10	洗手、戴口罩	2		
		核对病人信息	2		
		评估病人和环境(包括解释)	4		
		备齐、检查用物	2		

续表

项 目	项目总分	要 求	标准分	得分	备注
操作过程	50	核对、解释	5		
		拉隔帘,协助病人将右上臂上抬,稍右侧卧位,充分暴露T形管与引流袋连接处	5		
		铺治疗巾,夹管,松别针,放置弯盘	5		
		洗手、戴手套,消毒连接处	7		
		断开连接,上提引流袋前段延长管,将污染的引流袋置于治疗车下层	5		
		脱手套、洗手,消毒T形管内口,待干	5		
		检查引流袋,连接好装置,备用	5		
		取无菌纱布包裹引流管口,更换引流袋,松血管钳	8		
		妥善固定,观察引流是否通畅,标注更换的日期及时间	5		
操作后处理	10	将病人卧于舒适体位、整理床单位	3		
		交代病人或家属注意事项	3		
		按要求处理用物	2		
		洗手、脱口罩,正确记录	2		
终末质量	10	动作轻巧、稳当、准确	4		
		遵守无菌操作原则,体现人文关怀	6		
理论提问	10	简述T形管拔管指征	5		
		简述T形管引流的护理要点	5		
总分	100		100		

【思考题】

请简述T形管引流期间的护理要点。

操作十三　脑室引流护理(更换引流袋)

操作十三练习题

【情境导入】

病人,男,65岁,在家打麻将时突发头晕、头痛症状,随后昏迷,呼之不应。急诊头颅CT检查提示小脑出血破入脑室,侧脑室增大。急诊麻醉下行右侧脑室穿刺外引流术,术后留置脑室引流管一根,接引流袋,引流出约100 mL血性液体。经过一周的持续脑室引流,目前病人生命体征平稳,神志清醒,双瞳孔等大,光反应灵敏,相关症状明显改善。请思考:

1. 脑室引流在改善病人病情中有何作用?

2. 对放置的脑室引流管如何进行护理?

【学习目标】

1. 知识目标:熟悉脑室引流的目的和护理措施。

2. 技能目标:能够独立进行脑室引流袋更换的操作。

3. 素质目标:培养人文关怀的意识,强化无菌观念。

【理论知识】

1. 脑室引流术的定义

脑室引流术是一种经颅骨钻孔或锥孔穿刺等方式将脑脊液或脑室内积血引流至体外的治疗方法,旨在调节和控制颅内压(图1-57、图1-58)。

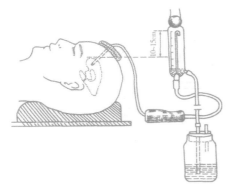

图1-57 脑室引流示意图　　　图1-58 脑室外引流器

2. 脑室引流的目的

(1)挽救因脑室系统的阻塞(积血、积液)和各种原因所致的颅内高压危急状态。

(2)观察脑室引流液的量、颜色及性状,监测颅内压以及进行脑室系统检查。

(3)脑室术后引流血性脑脊液,减轻脑膜刺激症状及蛛网膜粘连,并早期控制颅内压。

(4)颅内感染者经脑室注药冲洗以控制感染。

(5)脑内肿瘤合并颅内高压,术前可先行脑室引流术降低颅内压,避免开颅术中颅内压骤降引发脑疝。

3. 脑室引流的护理

(1)术后嘱病人绝对卧床休息,抬高床头15°～30°,以利于颅腔内静脉回流,减轻脑水肿及降低颅内压,特殊要求遵医嘱。

(2)适当限制病人头部的活动范围,躁动者加以约束,病人的翻身、治疗、搬运以及其他护理行为,都应该轻柔进行,应先行保护甚至夹闭引流管,避免出现牵拉而导致引流管脱出或管内脑脊液逆流。

(3)引流瓶最高点应高于脑室平面10～15 cm或遵医嘱调节,以维持正常颅内压,禁止随意移动引流瓶(袋),妥善固定,防止滑脱,做好床头交接班。

(4)引流期间注意观察引流液的性状、颜色、量及引流速度。每日引流量不超过500 mL,切忌引流过多过快,以防发生引流过度,出现出汗、头痛、恶心、心动过速等表现。

(5)脑室引流一般会持续2～4天,最长不超过5～7天。保持脑室引流管及周围敷料的清洁与干燥,如管口处有渗出或切口附近皮下肿胀,需及时处理。

（6）在脑室引流期间,密切观察病人的意识状态、瞳孔变化、生命体征以及辅助检查结果等,并询问病人有无不适。

（7）在操作过程中,必须严格遵守无菌操作原则。各接头处应用无菌敷料包裹,不能随意拆卸或在管道上穿刺。定时倾倒引流液,倾倒或更换引流瓶（袋）时,应先夹闭引流管,以防止管内脑脊液逆流感染。

（8）在拔管前应该先对病人行CT检查并且试行夹闭引流管24小时。若未出现头痛、呕吐等颅内压增高症状,可在第2天考虑拔除引流管。若出现颅内压增高的症状,即刻开放引流。正常拔管后需要对切口处加压包扎,并嘱咐病人卧床休息,减少头部活动;同时,观察穿刺点是否出现渗血、渗液的情况,如发现异常情况,立即行相关处理。

【操作方法】 脑室引流袋更换

1. 护士准备

穿着整齐,指甲修剪整齐;洗手、戴口罩。

2. 转抄和核对

转抄、核对医嘱单和执行单:双人核对,确保准确无误。

3. 核对和解释

核对病人的个人信息（包括床头卡和腕带等）并解释交流。

4. 评估

评估病人的一般情况:包括意识状态、瞳孔反应、生命体征、合作程度以及头痛、呕吐等症状,同时检查伤口敷料有无污染,防止感染。

5. 观察和记录

观察引流瓶内液面是否波动,可通过从轻柔移动引流瓶高度来判断引流是否通畅。注意记录引流液的颜色、性状和量。

6. 环境准备

确保环境干静整洁,温湿度适宜,光线明亮。保证病人的舒适度,提高其合作程度。

7. 准备物品并核对

治疗盘、治疗碗（包含无菌纱布、镊子）、无菌引流袋、胶带、治疗巾、碘伏、棉球、棉签、皮尺、弯盘、血管钳（无齿）、无菌手套、医疗垃圾桶、生活垃圾桶等。

8. 再次核对

携带物品至病人床旁,并再次核对物品及病人信息。

9. 调整床高床头

调整床高、床头等,确保完全显露引流管与引流袋连接处。

10. 铺治疗巾

铺治疗巾,放置弯盘,用血管钳（无齿）夹闭接口上方引流管。

11. 消毒接口处

打开包裹在引流管连接处的无菌纱布,洗手并佩戴无菌手套,用碘伏棉签或棉球消毒接口处,用无菌纱布包裹接头处并分离引流管（图1-59）。

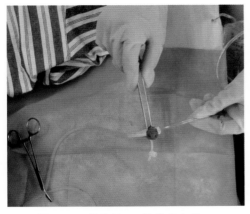

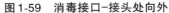
图1-59　消毒接口−接头处向外

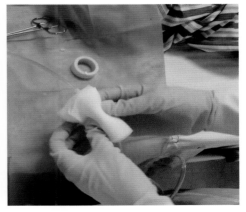
图1-60　无菌纱布包裹接头处

12. 再次消毒

取碘伏棉签或棉球再次消毒引流管口内面、边缘以及周围。

13. 更换引流袋

取无菌引流袋,并再次核对,更换引流袋,用无菌纱布包裹接头处,胶带固定(图1-60)。

14. 观察引流情况

测量引流瓶最高点的位置,确保距侧脑室平面水平上方约15 cm,做好标记并固定,松开血管钳,观察引流情况,记录引流袋更换时间。

15. 操作后处理

协助病人取舒适卧位,整理床单位,交代注意事项,收拾用物并记录。

【注意事项】

1. 加强基础护理

因脑室出血病人多处于昏迷状态,昏迷期间加强皮肤护理,做好口腔护理,定时翻身和拍背,预防褥疮和呼吸道感染。

2. 加强伤口敷料护理

因头部具有较多的分泌物,极易对伤口产生污染,需定期更换敷料,可予以酒精对其进行湿敷,将伤口周边的头发进行剃除,有助于伤口消毒。

3. 预防感染

需在脑室引流各个环节严格无菌操作,注意室内空气的清洁,在倾倒引流液前后要对引流袋口进行严格消毒。

73

【操作流程】

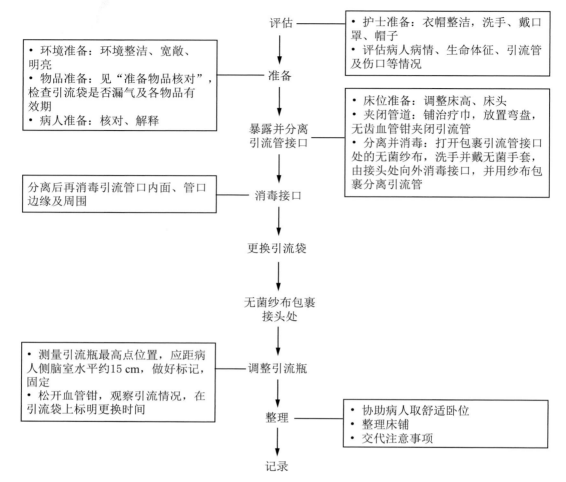

【评分标准】

脑室引流更换引流袋操作评分标准

项　目	项目总分	要　求	标准分	得分	备注
素质要求	10	着装整洁、举止端庄	5		
		言语轻柔、动作轻稳	5		
操作前准备	10	洗手,戴口罩、帽子	2		
		核对医嘱	2		
		评估病人病情、生命体征、伤口敷料及引流情况	2		
		评估周围环境	2		
		备齐物品,检查脑室引流袋是否完好及各物品有效期	2		

续表

项　目	项目总分	要　求	标准分	得分	备注
操作过程	50	核对病人信息、解释	5		
		床位准备:调整床高、床头	5		
		铺治疗巾、置弯盘	5		
		血管钳夹闭引流管,取下接头处的纱布	5		
		洗手戴无菌手套,由接头处向外消毒接口,用无菌纱布包裹并分离引流管	5		
		依次消毒接口内面、管口边缘及周围	5		
		更换引流袋,无菌纱布包裹接头处,胶带固定	5		
		测量并固定引流瓶:引流瓶开口需高出病人侧脑室水平平面10~15 cm	5		
		松开血管钳,开放引流管,观察引流是否通畅	5		
		告知注意事项,协助病人取舒适体位	5		
操作后处理	10	观察测定引流液的颜色、性质、量	3		
		正确处理引流装置	3		
		向病人及家属交代注意事项	2		
		洗手、脱口罩,正确记录	2		
终末质量	10	严格查对,动作流畅	5		
		严格遵守无菌操作原则	5		
理论提问	10	脑室引流的目的	5		
		脑室引流术后感染的预防和护理	5		
总分	100		100		

【思考题】

1. 脑室引流的适应证有哪些?

2. 若是脑室引流管从头部脱出,该如何处理?

操作十四　脑室引流护理(观察引流液)

操作十四练习题

【情境导入】

　　病人,男,65岁,在家打麻将时突发头晕、头痛症状,随后出现昏迷,呼之不应。急诊头颅 CT 检查提示小脑出血破入脑室,侧脑室增大。急诊麻醉下行右侧脑室穿刺外引流术,术后留置脑室引流管一根。术后第 1 天,脑室引流管通畅,引流出血性液体约 100 mL;术后第 3 天,出现引流管不通畅,予以引流管抽吸、护理后管腔可见淡黄色微浑液体流出约 75 mL,标

75

本送检提示白细胞升高,颅内感染基本明确,予以抗感染、脱水等治疗多日后,引流管内的引流液逐渐变为无色透明状,送检各项指标均在正常范围内,病人神志清楚,症状明显改善。请思考:

1. 针对该病人,观察引流液的目的是什么?

2. 该病人发生了什么情况,如何护理?

【学习目标】

1. 知识目标:掌握脑室引流液观察的目的、引流液的性状及变化的意义。

2. 技能目标:能够准确观察脑室引流液且进行相应处理。

3. 素质目标:关爱病人,动作轻柔,态度认真。

【理论知识】

1. 观察脑室引流液的目的

(1) 判断引流装置是否通畅。

(2) 及时发现颅内出血及感染等并发症的发生。

(3) 调整脑室引流液的速度及量以控制颅内压。

2. 脑室引流液的性状

正常脑脊液无色透明,无沉淀;术后1～2天脑脊液可略带血性,逐渐变浅至透明清亮;如清亮脑脊液转为血性或原有血性脑脊液颜色加深,并出现血压波动,则提示有脑室出血,出血量过多时应急诊手术止血;发现脑脊液混浊,呈毛玻璃或有絮状物,并且出现高热、呕吐、抽搐等症状时,应考虑颅内感染,及时将引流液送检。

3. 脑室引流的速度及量

脑室引流液量应控制在150～300 mL/日,最多不超过500 mL/日,当引流液量小于100 mL/日时,需要检查管路有无堵管情况发生。引流速度平均小于20 mL/小时,切忌引流过快过多,若病人出现低颅压性头痛、恶心、呕吐,应抬高引流瓶位置或暂时夹闭引流管以控制引流速度及量。

4. 保持脑室引流管通畅

密切观察引流管内是否有液体流出,管内的液面随病人呼吸、脉搏等上下波动表明引流通畅;若无液体流出,及时查明原因,可能为:① 颅内压低于120 mm H_2O 时,降低引流瓶高度,观察是否有引流液流出。② 引流管堵塞,在无菌操作下用注射器轻轻向外抽吸,不可注入生理盐水冲洗,以免将管内堵塞物冲至脑室系统,引起脑脊液循环受阻。③ 管道在脑室内盘曲或吸附管壁,可结合X线片观察,将管道缓慢抽出至有脑脊液流出,轻轻旋转管道使管口离开脑室壁,保持通畅。

5. 一次性颅脑外引流装置(图1-61)

(1) 结构:除脑室导管、导引钢针外,主要由三通阀、引流软管、流量调节器、颅压调节瓶、滴斗、集液袋等组成。

(2) 特点:一次性颅脑外引流装置是一个全封闭、防逆流系统,通过三通阀可以直接注入药物或抽取脑脊液送检,手术、转运、检查途中及注射药物后三通阀暂时关闭,然后按需打开;调整颅压调节瓶的高低可调节颅内压,透明材料的滴液斗上有精准的容量刻度,便于肉眼准确观察引流液的颜色、滴数、量;同时可根据液体经过玻璃管内滴入的动态来反映引流管是否堵塞或引流不畅,根据引流量可以精准调节引流滴数;其下端集液袋可便于统计引流量。

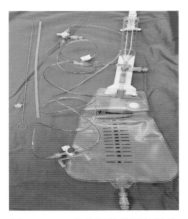
图1-61 一次性颅脑外引流装置

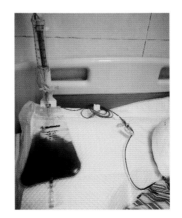
图1-62 观察引流液

【操作方法】脑室引流液的观察

1. 护士准备

着装整齐、修剪指甲;洗手、戴口罩。

2. 转抄和核对

转抄并双人核对医嘱单、执行单。

3. 问候和核对

向病人问候并核对病人信息(床头卡及腕带)和解释交流。

4. 评估

(1)向病人或家属解释观察脑室引流液的目的、注意事项或配合要点。

(2)评估病人的一般情况,包括意识状态、瞳孔、生命体征、合作程度及头痛、呕吐等;评估伤口敷料是否清洁干燥。

(3)评估环境是否安静整洁、温湿度是否适宜、光线是否明亮。

5. 物品准备

(1)治疗车上层:治疗盘、治疗碗(无菌纱布、镊子)、量尺、弯盘、血管钳、无菌手套、注射器等。

(2)治疗车下层:医疗垃圾桶、生活垃圾桶、锐器盒。

6. 再次核对

携用物至床旁,核对病人信息。

7. 观察(图1-62)

(1)脑室引流管道是否有受压、扭曲、成角,穿刺点敷料有无渗出。

(2)脑室引流管高度是否适宜,引流瓶高于脑室平面10~15 cm。

(3)脑室引流管内有无液体流出且管内液面有无波动,如引流管内无液体流出,考虑引流不通畅,予以对症处理。

(4) 病人的神志、血压、脉搏、呼吸及肢体活动情况,有无病情变化等。

8. 整理、记录

(1) 整理脑室外引流管道,保持引流通畅。

(2) 整理病人床单位,保持整洁舒适,并交代脑室引流管的注意事项。

(3) 记录脑室引流液的颜色、量、性状及病人生命体征和有无不适主诉等情况。

(4) 处理用物,洗手,做好记录。

【注意事项】

(1) 引流早期(1~2小时)需特别注意引流速度,切忌引流过快、过多。每日引流量以不超过500 mL为宜,注意病人是否出现引流过度的表现:出汗、头痛、恶心、心动过速,特殊情况如颅内感染病人因脑脊液分泌过多,引流量可相应增加,但应注意水电解质平衡。

(2) 病人床头抬高15°~30°,便于颅内静脉回流,从而降低颅内压及减轻脑水肿,如有特殊要求遵医嘱执行。

(3) 引流管的位置:严格执行无菌操作原则,引流装置悬挂于床头,引流瓶高于脑室平面10~15 cm,以维持颅内压或遵医嘱调节高度,忌随意移动引流装置高度,如病人躁动明显,可遵医嘱予镇静剂,妥善固定引流管,防止发生非计划拔管等情况。

(4) 拔管:脑室引流一般不超过7天,拔管前行CT检查,并试行抬高引流袋或夹闭引流管24小时,观察病人有无颅内压增高表现和脑脊液漏等情况。如出现症状,则立即开放引流;如未出现上述情况,则可拔管。拔管后嘱病人卧床休息,观察穿刺点有无渗血渗液等情况,严密观察病人神志、瞳孔、生命体征及肢体活动情况,有无不适主诉,如有异常及时处理。

【操作流程】

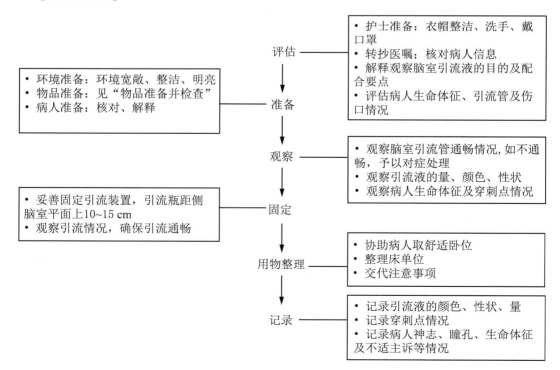

【评分标准】

观察引流液操作评分标准

项　目	项目总分	要　求	标准分	得分	备注
素质要求	10	着装整洁、修剪指甲	5		
		仪表大方、举止端庄;语言柔和、动作轻稳	5		
操作前准备	10	洗手、戴口罩	2		
		核对医嘱	2		
		评估病人病情、生命体征和环境	2		
		评估穿刺点敷料及引流情况	2		
		备齐用物,检查脑室引流袋是否完好及有效期	2		
操作过程	50	核对、解释	5		
		床位准备	5		
		洗手戴无菌手套、铺治疗巾、置弯盘	5		
		整理引流装置	5		
		观察引流管通畅情况	5		
		观察引流瓶高度是否适宜	5		
		观察引流液的性状、颜色、量	5		
操作过程	50	判断引流液性状及颜色是否属于正常范围	5		
		如有异常情况,及时对症处置	5		
		告知注意事项,协助病人取合适体位	5		
操作后处理	10	正确记录引流液的性状、颜色、量	3		
		正确处理引流装置	3		
		交代病人或家属注意事项	2		
		洗手、脱口罩,正确记录	2		
终末质量	10	动作轻巧、稳当、准确	5		
		顺序清晰,严格查对,遵守无菌操作原则	5		
理论提问	10	正常脑室引流液的颜色、性状及量	5		
		观察脑室引流液的目的	5		
总分	100		100		

79

【思考题】

1. 脑室引流管不通畅原因有哪些? 如何处理?

2. 脑室引流过程中如何预防发生颅内感染?

操作十五　胸腔闭式引流护理

操作十五练习题

【情境导入】

病人,女,62岁。体检时发现右上肺肿块,性质待定,入院穿刺活检诊断为右上肺腺癌,于全麻下行胸腔镜下右上肺叶切除及淋巴结清扫术。术后留置胸腔闭式引流管1根。请思考:

1. 针对该病人,胸腔闭式引流的目的是什么?

2. 如何对该病人进行胸腔闭式引流护理?

【学习目标】

1. 知识目标:掌握胸腔闭式引流的目的、安放位置及护理措施。

2. 技能目标:能够正确进行胸腔闭式引流瓶的更换。

3. 素质目标:培养慎独修养、严谨求实的工作态度和爱伤观念。

【理论知识】

胸腔闭式引流术是急诊、胸外科等科室的基本操作,其目的是引流胸腔内积气、血液和渗液;重建胸腔内负压,保持纵隔的位置正常;促进肺复张。

1. 适应证

(1) 中量、大量气胸,开放性气胸,张力性气胸。

(2) 经胸腔穿刺术治疗,肺无法复张者。

(3) 需使用机械通气或人工通气的气胸或血气胸者。

(4) 拔除胸腔引流管后气胸或血胸复发。

(5) 剖胸手术。

2. 置管目的及相应位置

详见表1-3。

表1-3　胸腔闭式引流管的安置

目　的	部　位	管　径
排液	腋中/后线第6~7肋间	1.5~2 cm
排气	锁骨中线第2肋间	1 cm
排脓	脓腔最低点	1.5~2 cm

3. 胸腔闭式引流护理要点

(1) 保持管道密闭:① 用凡士林纱布严密覆盖胸壁引流管周围。② 水封瓶始终保持直立,长管没入水中3~4 cm。③ 更换引流瓶或搬动病人时,先用止血钳双向夹闭引流管,防止空气进入。④ 放松止血钳时,先将引流瓶安置低于胸壁引流口平面的位置。⑤ 随时检查引流装置是否密闭,防止引流管脱落。

(2) 严格无菌操作:① 保持引流装置无菌,并严格遵守无菌技术操作原则,定期更换引流装置。② 保持胸壁引流口处敷料清洁、干燥,一旦渗湿,及时更换。③ 引流瓶位置低于胸壁引流口平面60~100 cm,依靠重力引流,以防瓶内液体逆流入胸腔,造成逆行感染。

（3）保持引流通畅：定时挤压引流管，防止引流管受压、扭曲和阻塞。病人取半坐卧位，经常改变体位，鼓励病人咳嗽和深呼吸，以利于胸腔内液体和气体的排出，促进肺复张。

（4）观察记录引流：① 密切观察并准确记录引流液的颜色、性状和量。② 密切注意水封瓶长管中水柱波动的情况，以判断引流管是否通畅；水柱波动的幅度能反映无效腔的大小及胸腔内负压的情况，一般水柱上下波动的范围为4～6 cm。

（5）处理意外事件：① 若引流管从胸腔滑脱，立即用手捏闭胸壁伤口处皮肤，消毒处理后，以凡士林纱布封闭伤口，并做进一步处理。② 若引流瓶损坏或引流管从胸壁引流管与引流装置连接处脱落，立即用双钳夹闭胸壁引流导管，并更换引流装置。

（6）拔管护理：① 拔管指征：留置引流管48～72小时后，如果引流瓶中无气体逸出且引流液颜色变浅，24小时引流液量少于300 mL，脓液少于10 mL，胸部X线显示肺复张良好、无漏气，病人无呼吸困难或气促，即可考虑拔管。② 拔管方法：嘱病人先深吸一口气，在深吸气末屏气，迅速拔管，并立即用凡士林纱布和厚敷料封闭胸壁伤口，包扎固定。③ 拔管后护理：拔管后24小时，应注意观察病人是否有胸闷、呼吸困难、发绀、切口漏气、渗液、出血和皮下气肿等，如发现异常及时处理。

【操作方法】胸腔闭式引流瓶更换

1. 护士准备

着装整齐、修剪指甲；洗手、戴口罩。

2. 转抄和核对

转抄并双人核对医嘱单、执行单。

3. 问候和核对

向病人问候并核对病人信息（床头卡及腕带）。

4. 评估

（1）评估病人一般情况，是否在进行相关治疗。

（2）评估病人的皮肤情况，伤口敷料是否清洁干燥，引流是否通畅。

（3）评估环境是否清洁、温度是否适宜、光线是否明亮等。

5. 用物准备

（1）治疗车上层：一次性胸腔闭式引流装置1套，外用无菌生理盐水500 mL 1瓶、一次性使用速干手消毒液、医嘱单、护理记录单、治疗盘、弯盘、安多福、棉签、治疗巾、无齿血管钳2把、无菌手套1副、无菌纱布、胶布等。

（2）治疗车下层：医疗垃圾桶、生活垃圾桶。

6. 具体操作

（1）安装水封瓶：在治疗室内打开胸腔闭式引流水封瓶包，向瓶内倒入无菌生理盐水，使长管置于液面下3～4 cm，并用胶布做好标记。水封瓶长管接连接管，用无菌纱布包裹连接管前端，检查水封瓶密闭性，保持直立位（图1-63）。

（2）做好解释、核对工作。协助病人取半坐卧位，稍向健侧卧位，充分暴露胸腔引流管与引流瓶连接处。观察伤口敷料及引流管通畅情况。

（3）用2把血管钳双向夹闭接口上方引流管，松开原固定，铺治疗巾，放置弯盘（图1-64）。

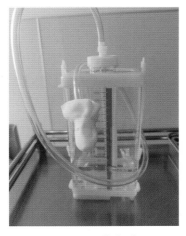

图1-63　安装水封瓶

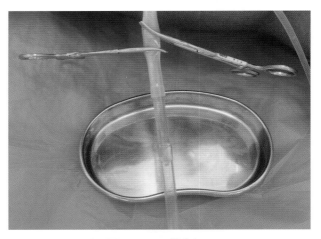

图1-64　双钳夹闭

（4）洗手,戴手套。

（5）用无菌纱布包裹胸腔引流管与引流瓶连接处,分离胸腔引流管,将胸腔引流瓶连接管前端向上提起,使引流液全部流入胸腔引流瓶内,观察引流液的颜色、性状、量,并将换下的引流瓶置于医疗垃圾桶中。

（6）由内向外消毒胸腔引流管口内壁、横截面、外壁2遍（图1-65）。

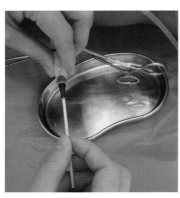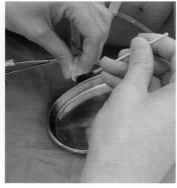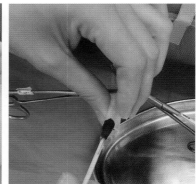

图1-65　消毒引流管口

（7）将胸腔引流管与水封瓶连接管紧密连接,将水封瓶置于适宜处,低于引流管胸腔出口平面60~100 cm。

（8）检查水封瓶密封性,松血管钳,嘱病人咳嗽,观察长玻璃管内水柱波动情况、引流是否通畅。

（9）撤治疗巾,脱手套,洗手。

（10）整理床单位,协助病人取舒适卧位,告知病人及家属引流期间的注意事项。

（11）清理用物,引流液按照医院消毒隔离规范处理,一次性使用引流瓶按照医疗废物处理原则处理,血管钳、弯盘送供应室消毒处理。洗手,准确记录。

【注意事项】

（1）床上翻身、坐起等活动时要注意保护引流管。

（2）下床活动时,引流瓶位置应低于膝关节;大便时要双折引流管,引流瓶低于胸腔出口平面。

（3）加强营养,若无禁忌证可予高蛋白饮食。

（4）加强深呼吸功能锻炼,鼓励咳嗽咳痰、吹气球训练。

【操作流程】

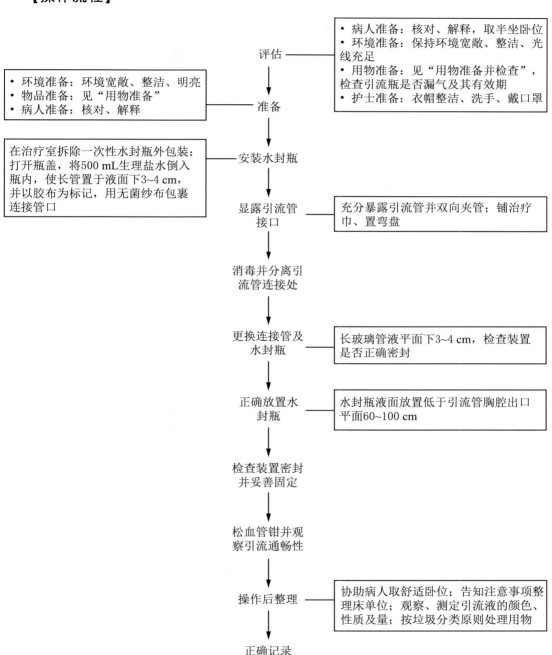

【评分标准】

胸腔闭式引流操作评分标准

项 目	项目总分	要 求	标准分	得分	备注
素质要求	10	着装整齐、修剪指甲	5		
		语言柔和、动作轻稳	5		
操作前准备	10	洗手,戴口罩	1		
		核对及转抄医嘱	1		
		评估病人	3		
		备齐并检查用物	3		
		安装水封瓶	2		
操作过程	50	再次核对、解释,协助病人取半坐卧位	5		
		暴露胸腔闭式引流管及胸壁,观察伤口敷料及引流情况	5		
		用2把血管钳双向夹闭胸腔引流管、松开固定	5		
		铺治疗巾,置弯盘	3		
		洗手,戴手套	3		
		用无菌纱布包裹胸腔引流管与引流瓶连接处,分离胸腔引流管,观察引流液的颜色、性状、量,并将换下的引流瓶置于医疗垃圾桶中	6		
		由内向外消毒胸腔引流管口内壁、横截面、外壁两遍	8		
		将胸腔引流管与水封瓶连接管紧密连接,将水封瓶置于适宜处,低于引流管胸腔出口平面60～100 cm	3		
		检查装置密封性,松开血管钳,观察长玻璃管内水柱有否波动	4		
		告知病人注意事项	5		
		撤治疗巾,脱手套,洗手	3		
操作后处理	10	协助病人取合适体位,整理床单位	3		
		正确处理用物	3		
		洗手,脱口罩	2		
		正确记录	2		
终末质量	10	动作轻巧、稳当、准确	5		
		顺序清晰,严格无菌操作	5		
理论提问	10	胸腔闭式引流护理要点	5		
		拔管指征和方法	5		
总分	100		100		

【思考题】

1．关于胸腔闭式引流，你了解的临床新进展有哪些？

2．在胸腔闭式引流过程中，为保持引流通畅，护理的要点有哪些？

操作十六　持续性密闭式膀胱冲洗护理

操作十六练习题

【情境导入】

病人，男，60岁，因前列腺增生入院，病人在硬膜外麻醉下行经尿道前列腺切除术。现返回病房，医嘱行持续性生理盐水膀胱冲洗。请思考：

1．针对该病人，持续性膀胱冲洗的目的是什么？

2．如何进行持续性膀胱冲洗？实施过程中需要注意哪些事项？

【学习目标】

1．知识目标：掌握持续性密闭式膀胱冲洗的目的。

2．技能目标：能够独立进行持续性密闭式膀胱冲洗的护理操作。

3．素质目标：具有主动关心和爱护病人的意识，尊重病人隐私。

【理论知识】

膀胱冲洗是通过留置导尿管或耻骨上膀胱造瘘管，将冲洗液（如生理盐水）注入膀胱后，再借用虹吸原理将灌入液体引流出来，如此反复多次，将膀胱内浑浊尿液、血液或脓液等冲洗出来，以缓解局部疼痛和膀胱刺激症状，保持尿道通畅，预防或减轻泌尿系统感染。膀胱冲洗还可起到局部止血、抗炎和减少结石形成的作用。临床上常用于泌尿外科术前准备、长期留置导尿管预防感染或前列腺/膀胱手术后，较为常用的为密闭式膀胱冲洗技术。

密闭式膀胱冲洗是利用无菌密闭冲洗装置，冲洗液在输液瓶内，悬挂高于床缘，经三通管，将冲洗液输入膀胱内，再通过引流管，将膀胱内液体引流出来。可分为间歇性密闭式膀胱冲洗和持续性密闭式膀胱冲洗。常用冲洗液及温度：生理盐水、0.02％呋喃西林溶液、3％硼酸溶液及0.1％新霉素溶液；冲洗液的温度建议与体温接近。

本实验将详细介绍持续性密闭式膀胱冲洗。

持续性密闭式膀胱冲洗的目的：① 长期留置导尿管者，通过膀胱持续冲洗可以稀释尿液，维持引流通畅。② 清除膀胱内的血凝块、黏液、细菌等异物，防止血液凝固堵塞尿管，预防感染。③ 前列腺或膀胱手术后，持续性的膀胱冲洗可预防血块形成堵塞尿管，减少并发症的发生。④ 治疗某些局部膀胱疾病，如膀胱炎、膀胱肿瘤。

【操作方法】

1．护士准备

着装整齐、修剪指甲；洗手、戴口罩。

2．转抄和核对

转抄并双人核对医嘱单、执行单。

3. 问候和核对

向病人问候并核对病人信息(床头卡及腕带)。

4. 评估和解释

(1)向病人或家属解释持续性膀胱冲洗的目的、注意事项或配合要点。

(2)评估病人的一般情况,包括病情、意识状态、合作程度等;评估膀胱冲洗已有管道引流情况,是否存在引流不畅等异常情况。

(3)评估环境是否安静整洁、温度是否适宜、光线是否明亮等。

5. 物品准备并检查

(1)治疗车上层:治疗盘、弯盘、治疗卡片、治疗巾、碘伏、无菌棉签、膀胱冲洗液、一次性膀胱冲洗器、膀胱冲洗标识、血管钳。

(2)治疗车下层:医疗垃圾桶、生活垃圾桶。必要时备便盆及便盆巾。

6. 再次核对

携用物至床旁,核对病人信息。

7. 体位

根据病人情况取合适体位,注意保护病人隐私及天凉保暖。

8. 铺治疗巾

铺治疗巾,弯盘置于引流管旁。

9. 准备冲洗液(图1-66)

冲洗液粘贴治疗卡片;关闭冲洗器的调节开关,将膀胱冲洗器插入冲洗液;冲洗液倒挂于输液架上(距离床面60 cm);排气,挂"膀胱冲洗"标识。

10. 连接管道(图1-67)

洗手,夹闭导尿管。应用三腔导尿管时,消毒三腔导尿管侧腔的尾端(2遍);去掉连接头,将冲洗管与侧腔相连。应用二腔导尿管时,分离导尿管与引流管连接处,消毒导尿管尾端(2遍);将冲洗管、导尿管和引流管分别与Y形管相连。松开血管钳,去掉治疗巾。了解三腔导尿管和二腔导尿管(图1-68)。

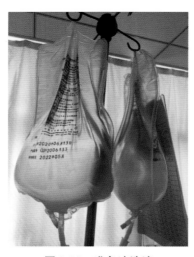

图1-66　准备冲洗液

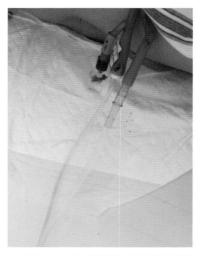

图1-67　连接管道(三腔导尿管)

11. 冲洗(图1-69)

打开冲洗管调节开关开始冲洗,冲洗的速度根据引流液的颜色进行调节。术后第一个24小时内快速冲洗,速度可调为80~100滴/min,以后冲洗速度根据尿液颜色而定,色深则快,色浅而慢。妥善固定导尿管、引流管,保持引流通畅;及时观察病人反应,注意引流情况。

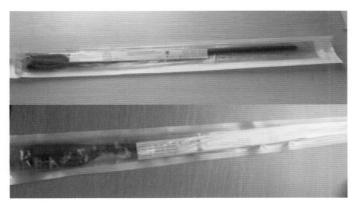

图1-68 三腔导尿管和二腔导尿管图

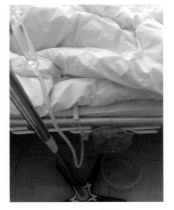

图1-69 开始冲洗

12. 安置病人

将病人安置于舒适体位、整理床单位。交代注意事项:及时观察病人反应和引流液,保持引流通畅。

13. 操作后处理

按要求处理用物,垃圾分类处理。洗手,记录冲洗时间、引流液等。

【注意事项】

1. 冲洗液

距离床面60 cm,以便产生一定压力,利于冲洗液流入膀胱。冲洗液的温度尽量与体温接近,预防膀胱痉挛的发生。

2. 冲洗速度

术后第一个24小时内快速冲洗,速度可快至80~100滴/min,以防止血块凝集阻塞尿管,保证冲洗通畅,以后冲洗速度根据尿液颜色而定,色深则快,色浅而慢。

3. 冲洗时间

血尿消失后即可停止冲洗,一般冲洗时间为术后1~3天。

4. 管道通畅

若血凝块堵塞管道致引流不畅,可采取挤捏尿管、加快冲洗速度、调整导管位置等方法;如无效可用注射器吸取无菌生理盐水进行反复抽吸冲洗,直至引流通畅。

5. 准确记录

尿量、冲洗量和排出量,尿量=排出量-冲洗量,同时观察记录引流液的颜色和性状;术后可有不同程度的肉眼血尿,随冲洗持续时间的延长,血尿颜色逐渐变浅。

6. 观察病人反应

注意观察病人反应,若病人感觉不适,应减缓冲洗速度及减少冲洗量,必要时停止冲洗;若病人感到剧痛或引流液中有鲜血或尿液颜色逐渐加深,应立即停止冲洗,并及时通知医生处理。冲洗期间若出现尿频、尿急、尿痛,甚至血尿,可能出现了膀胱痉挛,立即告知医生,并指导病人深呼吸,放松腹部肌肉以缓解疼痛。

7. 健康指导

向病人说明摄取足够水分的重要性,在病情允许的情况下,指导每日保证足够饮水,以产生足够尿液冲洗尿路,达到预防感染发生的目的。

【操作流程】

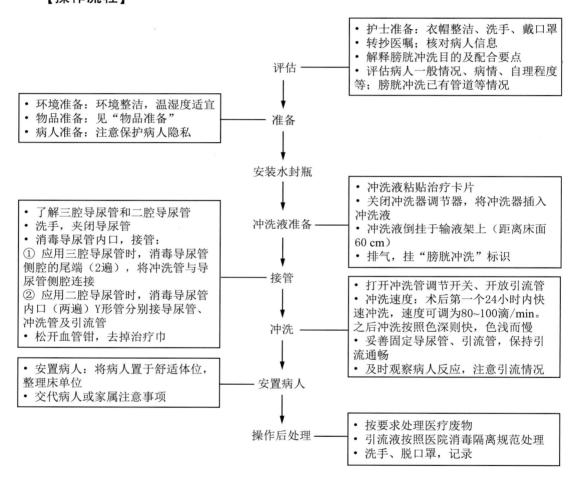

88

【评分标准】

持续性密闭式膀胱冲洗护理操作评分标准

项　目	项目总分	要　求	标准分	得分	备注
素质要求	10	着装整齐、修剪指甲	5		
		仪表大方,举止端庄;语言柔和,动作轻稳	5		
操作前准备	10	洗手,戴口罩	2		
		核对病人信息	2		
		评估病人和环境(包括解释)	4		
		备齐用物	2		
操作过程	50	携用物至床旁	2		
		合适体位(注意保护病人隐私)	2		
		铺治疗巾,弯盘置于引流管旁	2		
		冲洗液粘贴治疗卡片;关闭冲洗器的调节开关,将膀胱冲洗器插入冲洗液	5		
		冲洗液倒挂于输液架上(距离床面60 cm);排气,挂"膀胱冲洗"标识	5		
		洗手,夹闭导尿管	2		
		以三腔导尿管为例:消毒导尿管侧腔尾端(两遍),去掉连接头,将冲洗管与侧腔相连	10		
		松开血管钳,去掉治疗巾	2		
		打开冲洗管调节开关开始冲洗,冲洗速度根据引流液的颜色进行调节,色深则快,色浅而慢	10		
		妥善固定导尿管、引流管,引流通畅	5		
		观察病人反应,冲洗液量、性状等	5		
操作后处理	10	协助病人取舒适体位,整理床单位	2		
		交代病人或家属注意事项	2		
		一次性医疗垃圾按照医疗废物处理原则处理	2		
		引流液按照医院消毒隔离规范处理	2		
		洗手、脱口罩,正确记录	2		
终末质量	10	动作轻稳、准确	5		
		操作顺序清晰合理	5		
理论提问	10	持续性密闭式膀胱冲洗的目的	5		
		持续性密闭式膀胱冲洗操作的注意事项	5		
总分	100		100		

89

【思考题】

1. 请按照操作过程,整理持续性密闭式膀胱冲洗操作的注意事项。

2. 目前在临床实际工作中,陆续出现一些新的膀胱冲洗的方法或新型的膀胱冲洗的用具,请进行临床实际和课外知识自学拓展。

操作十七　石膏绷带固定术护理

操作十七练习题

【情境导入】

病人,女,38岁,约2小时前因外伤致左膝疼痛,休息后未见缓解,活动严重受限,急诊平车入病房。入院时神志清,痛苦貌,T 36.9 ℃,P 68次/min,BP 105/74 mm Hg,左足稍肿胀,血运良好,动脉搏动存在,无明显麻木不适。诊断:(1)左髌骨骨折;(2)左膝外伤。遂予左下肢石膏固定限制活动,避免进一步损伤。请思考:

1. 该病人石膏绷带固定后病情观察的重点是哪些?

2. 如何进行石膏绷带固定术后的护理?

【学习目标】

1. 知识目标:掌握石膏绷带固定术的适应证及注意事项。

2. 技能目标:能独立进行石膏固定术后的护理。

3. 素质目标:具有关心和尊重病人隐私的态度和行为。

【理论知识】

石膏绷带固定术是利用石膏绷带固定患肢的一种常用骨折外固定方法。石膏绷带经温水浸泡后,包在病人患肢上,根据需要进行塑形,5~10 min后硬结成形,并逐渐干燥、固定,维持原塑形形状,起到骨折固定的作用。目前临床上多使用树脂石膏,与传统石膏相比具有固化速度快、硬度较强、无污染、易于调整、透气性和舒适性较好,且利于骨折四肢的护理和观察的优点。

1. 石膏绷带固定术适应证

(1)开放性骨折清创缝合术后。

(2)某些部位的骨折切开复位内固定术后,如股骨骨折髓内钉或钢板螺丝钉固定后,作为辅助性固定。

(3)畸形矫正后维持矫形位置和骨关节融合手术后。

(4)化脓性关节炎和骨髓炎病肢的固定。

2. 石膏绷带固定术禁忌证

(1)全身情况差,如心、肺、肝、肾功能不全,进行性腹水等。

(2)伤口发生或疑有厌氧菌感染。

(3)孕妇禁忌躯干部大型石膏固定。

(4)年龄过大、新生儿、婴幼儿及身体衰弱者不宜行大型石膏固定。

【操作方法】以左下肢石膏固定为例

1. 护士准备

衣帽整洁,洗手,戴口罩。

2. 转抄和核对

转抄并双人核对医嘱单、执行单。

3. 评估和解释

核对病人信息,向病人及家属解释操作目的,取得配合。评估病人石膏固定范围、干固程度,局部是否疼痛、全身情况、对制动有无焦虑情绪、自理能力、家属支持程度等。

4. 准备

环境准备:环境温暖,光线明亮。病人准备:取舒适体位。用物准备:快速手消毒液、治疗盘、软枕、体位垫、润肤霜、75%乙醇等。

5. 方法

(1)再次核对病人信息。

(2)病情观察:在石膏固定期间,密切观察患肢末梢血运情况以及有无神经受压征象;石膏内有无出血或渗出情况,如有,需及时标记范围并通知医生。

(3)石膏护理(图1-70):石膏未干时,要用手掌平托石膏固定肢体,勿在石膏上覆盖被毯;保持通风,采取提高室温等措施,促进石膏快速干固。保持石膏清洁,防止大小便污染,避免污染物刺激石膏固定部位的皮肤;避免石膏受潮软化折断。

(4)体位护理(图1-71):予以软枕或支托将患肢垫高,一般高于心脏水平15~30 cm,以减轻肢体肿胀,防止受压。注意防止足下垂及足外旋。

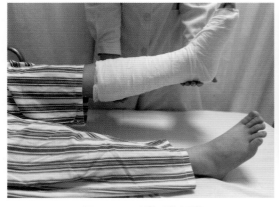
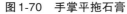
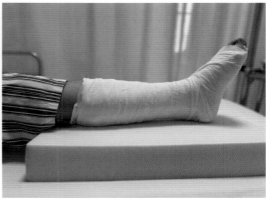

图1-70 手掌平拖石膏   图1-71 患肢垫高

(5)皮肤护理:每日用手指蘸少许75%乙醇按摩石膏边缘受压部位的皮肤2~3次,促进局部血液循环,防止压疮。保持石膏末端暴露的指(趾)甲清洁,便于观察。协助病人定时更换体位,并保持床单位整洁干燥,预防骨突部位发生压疮。注意石膏固定肢体的保暖。

(6)功能锻炼:指导病人进行肌肉等长收缩运动,锻炼肌力的同时促进血液循环。协助病人进行石膏近端及远端关节以及全身其他部位的主动活动,防止关节僵硬,预防深静脉血栓。

（7）进行健康宣教，整理床单位，清理用物，洗手记录。

【注意事项】

1. 石膏干固前的注意事项

（1）石膏一般自然风干，从硬固到完全干固需要24～72小时，新型石膏的硬化时间通常为3～5 min。

（2）搬运时，用手掌平托石膏固定的肢体，切忌抓捏，以免留下指凹点，干固后形成局部压迫。注意维持肢体的位置，避免石膏折断。

（3）维持石膏固定的位置直至石膏完全干固，四肢包扎石膏时抬高患肢，适当支托以防肢体肿胀及出血。下肢石膏固定者应防足下垂及足外旋。

2. 石膏干固后的注意事项

（1）保持石膏的清洁、干燥。石膏污染后用布蘸少量洗剂擦拭，清洗后立即擦干。断裂、变形或严重污染的石膏应及时更换。

（2）行石膏管型固定者，因肢体肿胀消退或肌萎缩可导致原石膏失去固定作用，必要时应重新更换。

（3）指导病人进行患肢功能锻炼。

（4）注意观察患肢的皮肤颜色、温度、感觉和运动等功能，及时发现和处理骨筋膜室综合征、压疮、化脓性皮炎等并发症。

（5）拆除石膏后，石膏下的皮肤一般有一层黄褐色的痂皮或死皮、油脂等，其下的新生皮肤较为敏感，嘱病人不要搔抓，可涂润肤霜保护皮肤。

【操作流程】

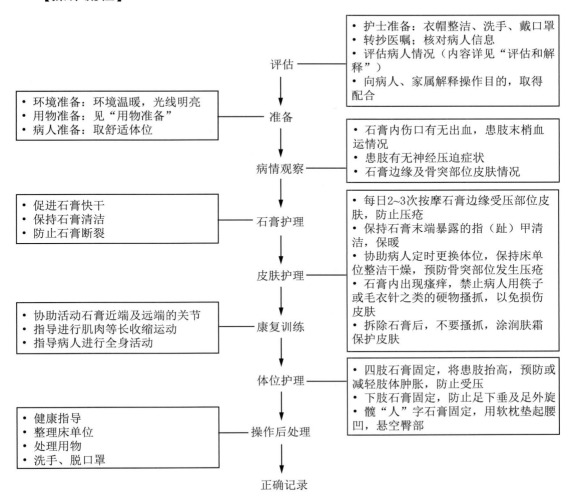

【评分标准】

石膏绷带固定术后护理操作评分标准

项　目	项目总分	要　求	标准分	得分	备注
素质要求	10	服装、鞋帽整洁	5		
		举止端庄,语言柔和,动作轻稳	5		
操作前准备	10	评估,核对医嘱	3		
		洗手、戴口罩	3		
		备齐用物	4		

项　目	项目总分	要　求	标准分	得分	备注
操作过程	50	核对、解释	5		
		病情观察:石膏内伤口出血情况;患肢末梢血运情况;有无神经压迫症状;石膏边缘及骨突部位皮肤情况	10		
		石膏护理:促进石膏快干;保持石膏清洁;防止石膏断裂	10		
		皮肤护理: ① 石膏边缘受压部位的皮肤,可用75%乙醇按摩,每日2～3次 ② 保持石膏末端暴露肢体清洁、保暖 ③ 协助病人定时更换体位,预防压疮 ④ 石膏内出现瘙痒,可用75%乙醇擦拭皮肤边缘止痒 ⑤ 拆除石膏后的皮肤可涂润肤霜保护	10		
		康复训练:指导进行患肢肌肉等长收缩运动;协助活动石膏近端及远端的关节;指导病人进行全身活动	5		
		体位护理:四肢石膏固定,将患肢抬高,下肢石膏固定需注意防止足下垂及足外旋	5		不同部位石膏固定要求不同
		健康指导:饮食与锻炼	5		
操作后处理	10	整理床单位,安置舒适体位	4		
		清理用物,方法正确	3		
		洗手、脱口罩,正确记录	3		
终末质量	10	动作轻巧稳、准确	5		
		护士观察、护理到位	5		
理论提问	10	石膏绷带固定术的适应证	5		
		石膏固定术后病人的观察要点	5		
总分	100		100		

【思考题】

1. 石膏绷带固定术的目的是什么?

2. 如何观察四肢外伤病人的血液循环情况?

操作十八　小夹板固定术护理

操作十八练习题

【情境导入】

病人,女,62岁,因洗浴时不慎摔倒,摔倒时右侧手掌着地,主诉右上肢疼痛,以前臂为甚,桡骨远端处持续性胀痛并伴有局部肿胀及腕关节活动受限。X光片提示:右侧桡骨远端骨折。医嘱拟行保守治疗,予以小夹板固定。请思考:

1. 为该病人进行小夹板固定的目的是什么?

2. 小夹板固定期间如何护理?

3. 如何对小夹板固定的病人进行健康教育?

【学习目标】

1. 知识目标:掌握小夹板固定术后的护理措施与注意事项;熟悉小夹板固定术的适应证与禁忌证。

2. 技能目标:实施小夹板固定术期间的护理操作。

3. 素质目标:操作中体现人文关爱;态度和蔼,解释得当。

【理论知识】

小夹板固定术是指利用有一定弹性的柳木板、竹片、塑料板等外包纱套或绵纸制成的长宽合适的固定材料,在适当部位加固定垫绑在骨折部肢体的外面,以适当力量外扎绷带固定骨折部位的方法。其原理是通过适当的牵引力和反牵引力,加以小夹板的固定包扎,达到骨折端复位、制动和解除肌肉痉挛等作用,重新恢复肢体内部动力的平衡,以保障骨折顺利愈合。其目的在于临时固定,便于转移;骨折治疗,止痛,防休克;纠正畸形。

1. 适应证

(1) 创伤病人需紧急转移,肢体外伤时临时固定保护。

(2) 四肢管状骨骨折;骨折相对简单、易于复位、相对稳定。

(3) 肌腱损伤后肢体保护,维持治疗所需位置,促进肌腱愈合,特别是手指、足趾部位的损伤。

(4) 关节脱位整复后的固定及四肢软组织挫伤后的制动。

2. 禁忌证

(1) 骨折已有神经损伤症状,加垫可能加重损伤者。

(2) 开放性损伤,挤压可致损伤加重、缺血或感染。

(3) 局部肿胀严重,疑有骨筋膜室综合征者。

(4) 过度肥胖、皮下脂肪多者,固定不牢靠,影响愈合效果。

(5) 需长途运送者等。

3. 固定法

根据骨折端移位的情况,包括三种固定法。

(1) 两垫固定法:以骨折线为界将两垫分别置于两骨折端原有移位的一侧,两垫不能超过骨折线。见图1-72。

（2）三垫固定法：骨折复位后，一垫置于骨折成角移位的尖角处，另两垫置于尽量靠近骨干两端的对侧，三垫形成杠杆力。见图1-73。

（3）四垫固定法：骨折复位后，按骨折移位情况，一垫置于骨折成角移位的尖角处，两垫置于尽量靠近骨干两端的对侧，三垫形成杠杆力，四垫置于骨折成角移位的尖角处对侧。见图1-74。

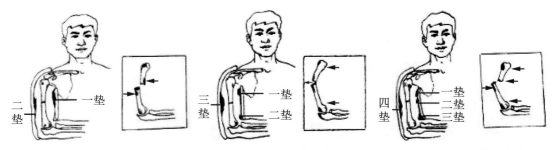

图1-72 两垫固定法　　　图1-73 三垫固定法　　　图1-74 四垫固定法

【操作方法】以一侧桡骨远端骨折行小夹板固定为例

1. 护士准备

着装整齐、修剪指甲；洗手、戴口罩。

2. 转抄和核对

转抄并核对医嘱单、执行单，核对病人信息（床头卡及腕带）。

3. 评估和解释

（1）评估骨折复位后病人一般情况（年龄、外伤史及X线检查结果等），能否下床活动，是否在进行相关治疗。

（2）评估病人生命体征、骨折部位及类型、局部体征及功能状态。

（3）评估环境、病人合作程度及心理状态等。

4. 物品准备并检查

（1）治疗车上层：治疗盘、弯盘、大小及外形合适的夹板、肢体面衬垫、外用纱套、各种纸垫或棉垫、绷带、医用胶带、捆扎用的布带等。

（2）治疗车下层：医疗垃圾桶、生活垃圾桶。

5. 实施

（1）携用物至病人床边，做好核对及解释工作。

（2）明确骨折诊断，手法复位后，协助保持复位位置。

（3）在固定部位加棉垫，骨突及夹板着力部位加衬垫，用胶布固定防止移位。

（4）选择外形、大小合适的4块夹板放在肢体的前、后、内、外侧，使之贴紧，一般不超过关节，用4条布带（可用绷带代替）捆绑夹板，先捆中间两道，再捆近端一道，最后捆远端一道，在肢体的外侧面夹板上打结（图1-75）。

（5）检查布带的松紧度，以布带可上下移动1 cm为准。检查末梢血运和感觉情况，X线复查确认骨折对位情况。

（6）协助病人整理衣物及床单位。告知病人固定后1周内定期复查,每1~2天复查时应根据患肢肿胀消退程度调整夹板松紧度。指导病人功能锻炼。

（7）操作后处理:按院感要求分类处理医用废物。洗手、记录夹板固定时间、骨折复位情况等。

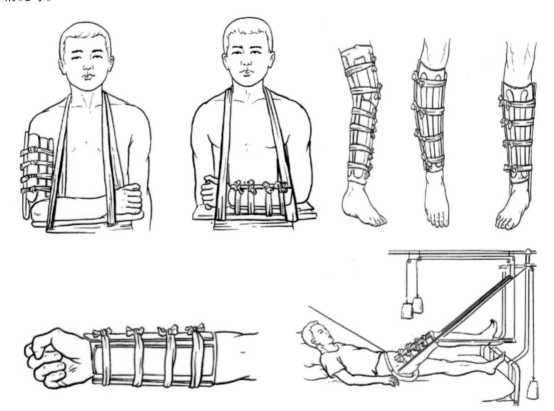

图1-75　不同部位小夹板固定方法

【注意事项】

（1）固定后24小时复查一次,以后间隔1~2天复查一次,检查肢体血液循环、感觉,观察骨折有无移位,及时调整布带松紧度。

（2）衬垫大小、厚薄要合适,形状应与体形吻合;放置位置应正确。

（3）夹板的规格要合适,即夹板的弧度要适合肢体的形态,夹板的长度、宽度要和肢体相吻合。

（4）经常调整夹板松紧度,特别是在肿胀消退后。

（5）坚持按摩,提高皮肤耐磨性,指导功能锻炼。

【操作流程】

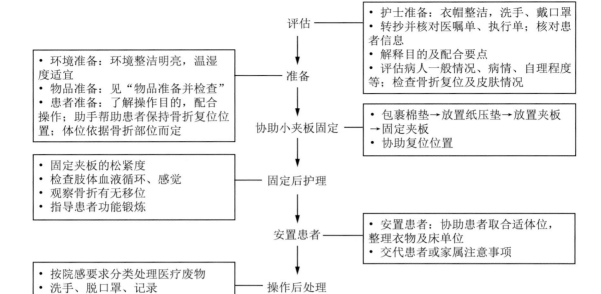

【评分标准】

小夹板固定术操作评分标准

项 目	项目总分	要 求	标准分	得分	备注
素质要求	10	着装整齐、修剪指甲	5		
		仪表大方,举止端庄;语言柔和、恰当,态度和蔼可亲	5		
操作前准备	10	洗手、戴口罩	2		
		核对病人信息	2		
		评估病人和环境(包括解释)	2		
		备齐用物	4		
操作过程	50	携用物至床旁,核对	3		
		关门窗,摆体位,注意保暖	2		
		协助将病人保持骨折复位位置	5		
		在固定部位加棉垫	5		
		骨突及夹板着力部位加衬垫,胶布固定	5		
		肢体的前、后、内、外侧放置4块夹板	5		
		用布带捆绑夹板,顺序正确	5		
		检查布带松紧度、末梢血运和感觉	10		
		指导病人功能锻炼	10		

续表

项　目	项目总分	要　求	标准分	得分	备注
操作后处理	10	将病人卧于合适体位,整理床单位	2		
		交代病人或家属注意事项	4		
		按要求处理用物	2		
		洗手、脱口罩、正确记录	2		
终末质量	10	动作轻巧、稳当、准确	5		
		衬垫放置位置正确 夹板固定妥当、松紧度适宜	5		
理论提问	10	小夹板固定法种类	5		
		小夹板固定术的目的和注意点	5		
总分	100		100		

【思考题】

1. 小夹板固定术的目的是什么?

2. 小夹板固定术有哪些注意事项?

操作十九　牵引术病人护理

操作十九练习题

【情境导入】

病人,女,74岁,主诉因跌倒后左髋部疼痛明显,活动受限,遂来院就诊。查体:病人左下肢内收外旋畸形,左髋关节活动受限,局部皮肤可见淤青,左下肢末梢感觉良好。X线示左侧股骨粗隆间骨折。门诊拟左股骨粗隆间骨折收住入院。医嘱:皮肤牵引术。请思考:

1. 如何协助进行皮肤牵引术?

2. 皮肤牵引术后如何护理?

【学习目标】

1. 知识目标:掌握牵引术的操作方法与注意事项;熟悉牵引术的目的、类型、适应证与禁忌证。

2. 技能目标:能够正确协助牵引,做好病人牵引护理及康复指导。

3. 素质目标:操作中体现人文关怀;态度和蔼,解释得当。

【理论知识】

牵引术是利用适当的持续牵引力与对抗牵引力的作用,达到对骨折或脱位的整复和固定、炎症肢体的制动、肢体挛缩畸形的矫正和功能锻炼的目的。牵引术的适应证:① 骨折、关节脱位的复位及维持复位后的稳定。② 挛缩畸形的矫正治疗和预防。③ 炎症肢体的制动和抬高。④ 骨和关节疾病治疗前准备。⑤ 防止骨骼病变。

禁忌证:患肢有静脉曲张、皮炎、局部皮肤受损、严重肿胀和对胶布或海绵制品过敏者,禁用皮牵引。

牵引方法包括三种:皮牵引、骨牵引、兜带牵引。

1. 皮牵引

皮牵引又称间接牵引,是将牵引带包捆于病人皮肤上,利用其与皮肤的摩擦力,通过滑轮装置及肌肉在骨骼上的附着点,在肢体远端施加持续引力传递至骨骼上,以达到复位或维持复位固定的治疗方法。其是将海绵带平放于肢体下后,骨突处垫棉垫或纱布,将肢体包好,按紧尼龙搭扣,拴好牵引绳,安装牵引架,连接牵引绳,牵引绳通过牵引架的滑轮,加牵引锤行持续牵引(图1-76)。此种方法适用于12岁以下儿童、老年人、稳定的粗隆间骨折、手术前后需辅助固定及不能耐受骨牵引的病人。

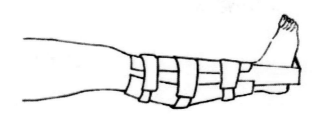

图1-76 海绵带牵引

2. 骨牵引

骨牵引是指通过贯穿于骨端松质骨内的骨针或不锈钢针和牵引弓、牵引绳及滑轮装置,对骨折远端施加重量直接牵引骨骼,使脱位的关节、骨折端复位固定,促进骨折愈合,又称直接牵引。常应用于颈椎骨折、脱位,肢体开放性骨折及肌肉丰富处的骨折。主要包括四肢骨牵引和颅骨牵引。

(1)颅骨牵引:保持头部与躯干中立位平衡,勿扭曲,牵引重量一般为6~8 kg,不超过15 kg。见图1-77。

(2)胫骨结节牵引:在胫骨结节顶端下、后各2 cm处,由内向外进针。牵引重量为体重的1/7。见图1-78。

(3)尺骨鹰嘴牵引:从尺骨鹰嘴顶端向其远端画一与尺骨皮缘下相距1 cm的平行线,再从距尺骨鹰嘴顶端2 cm的尺骨皮缘处,向已画好的线作一垂线,两线的交点即为穿刺部位。牵引重量为体重的1/20。见图1-79。

(4)股骨髁上牵引:髌骨上缘两横指(3 cm)处引一横线,再由腓骨小头前缘向上述横线引一垂直线,此两线交点即为贯穿骨圆针点;内侧恰好在收肌结节近端,自内向外穿过骨圆针防止损伤股动脉。牵引重量为体重的1/7或1/8。见图1-80。

(5)跟骨牵引:将踝关节处于中立位,自内踝尖与跟骨后下缘连线中点,由内向外进针。牵引重量为体重的1/12。见图1-81。

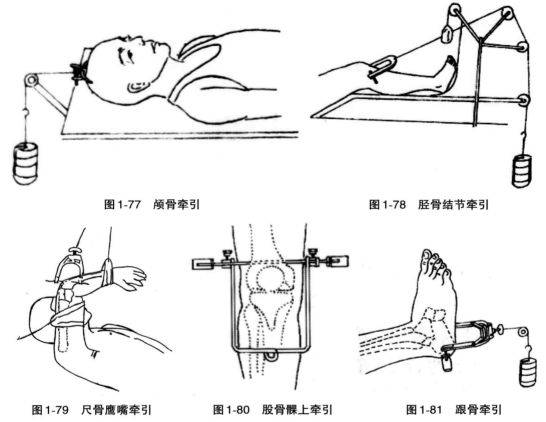

图1-77　颅骨牵引　　　　　　　　　　　　　图1-78　胫骨结节牵引

图1-79　尺骨鹰嘴牵引　　　　图1-80　股骨髁上牵引　　　　图1-81　跟骨牵引

101

　　骨牵引力量大、持续时间长、效果好,但因其是有创的牵引方式,针眼处易发生感染,应加强临床护理。具体护理方法见"骨牵引针眼消毒的护理操作技术"。

　　3. 兜带牵引

　　兜带牵引是利用布带或海绵兜带托起身体突出部位,以施加牵引力的方法。可持续牵引,也可间歇牵引。包括枕颌带牵引、骨盆水平牵引和骨盆悬吊牵引。

　　(1)枕颌带牵引:常用于颈椎骨折、脱位、颈椎间盘突出症及颈椎病等。枕颌带前面托住下颌,后侧托住枕骨隆突,牵引时避免压迫双耳及头面两侧。卧床持续牵引,牵引重量一般为2.5～3 kg;坐位时,牵引重量自6 kg始,可逐渐增加至15 kg;每日1～2次,每次半小时左右。见图1-82。

　　(2)骨盆水平牵引:将骨盆兜带包扎于骨盆,在骨盆兜带上加适当重量进行牵引,或将特制胸部兜带拴在床架上或将床尾抬高20～25 cm行反牵引。见图1-83。

　　(3)骨盆悬吊牵引:常用于骨盆骨折的复位与固定。将兜带从后方包于骨盆,两侧前方各系牵引绳,交叉至对侧通过滑轮及牵引床支架进行牵引。牵引重量以将骨盆抬离床面2～3 cm为宜。见图1-84。

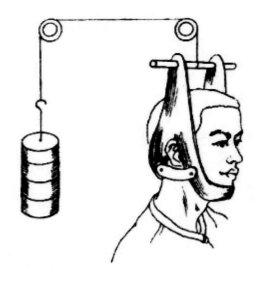

图1-82 枕颌带牵引

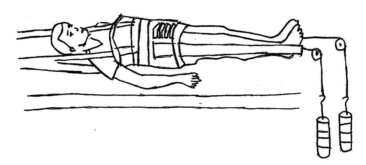

图1-83 骨盆水平牵引

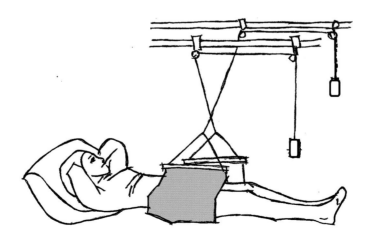

图1-84 骨盆悬吊牵引

【操作方法】

一、皮牵引(以一侧下肢骨折行海绵带牵引为例)

1.护士准备

着装整齐、修剪指甲;洗手、戴口罩。

2.转抄和核对

转抄并核对医嘱单、执行单,核对病人信息(床头卡及腕带)。

3.评估和解释

(1)评估病人一般情况(年龄、既往史及辅助检查结果等)。

(2)评估病人生命体征、骨折部位和程度、局部体征、患肢功能状态及皮肤完整性;是否对胶布或海绵制品过敏。

(3)评估环境、病人合作程度及心理状态等。

4.**物品准备并检查**

(1)治疗车上层:治疗盘、弯盘、牵引架、牵引绳、皮牵引套、牵引锤(≤5 kg)、软毛巾2条、棉垫或纱布,必要时备屏风、棉毯、牵引床。

(2)治疗车下层:医疗垃圾桶、生活垃圾桶。

5.实施

(1)携用物至病人床边,做好核对及解释工作;协助病人取平卧位,摇高床尾10°~15°,保持患肢抬高位。

(2)助手双手牵拉固定患肢并轻抬离床面约10 cm,操作者将海绵带平铺于患肢下方床上,放置于合适位置调节好长度。

(3)用毛巾包裹患肢,放下患肢于牵引套上,骨突处垫以棉垫或纱布。

(4)系海绵带尼龙搭扣,松紧度以可伸进1~2指为宜。

(5)安装牵引架,系好牵引绳,挂牵引锤(皮牵引重量一般不超过5 kg),悬离地面30~35 cm。

(6)牵引期间每日检查牵引情况,包括牵引架的位置、角度、高度及牵引绳有无阻力、牵引锤有无离地等。检查牵引部位皮肤情况、肢体远端血运及感觉情况。

(7)协助病人取舒适体位,整理床单位;指导病人进行肌肉收缩运动、关节活动。

(8)操作后处理:按院感要求分类处理医用废物。洗手,记录牵引时间、骨折复位情况等。

二、骨牵引针眼消毒的护理操作技术

1.护士准备

着装整齐、修剪指甲;洗手、戴口罩。

2.转抄和核对

转抄并核对医嘱单、执行单,核对病人信息(床头卡及腕带)。

3.评估和解释

(1)评估病人一般情况(年龄、既往史及辅助检查结果等)。

(2)评估病人生命体征、骨折部位及类型、局部体征及针眼、周围皮肤情况。

(3) 评估环境、病人合作程度及心理状态等。

4. 物品准备并检查

(1) 治疗车上层:治疗盘、弯盘、75%乙醇、棉签、弯盘、测量皮尺等。

(2) 治疗车下层:医疗垃圾桶、生活垃圾桶。

5. 实施

(1) 携用物至病人床边,做好核对及解释工作;协助病人取合适体位。

(2) 检查牵引是否有效:每日测量两侧肢体的长度;检查牵引装置及效果,对抗牵引、牵引锤、牵引绳等位置。

(3) 检查病人患肢末梢血液循环情况,检查病人骶尾部及足跟等受压部位的皮肤;有无足下垂。

(4) 预防感染:用75%乙醇棉签呈螺旋式消毒针眼,由中心向外周,消毒范围6~8 cm,及时擦去针眼处分泌物或痂皮。

(5) 协助病人取舒适体位,整理床单位;健康指导,告知病人及家属功能锻炼方法,指导抬臀运动,预防骶尾部压疮。患肢安置脚圈、穿T形鞋,预防足跟压疮和外旋。

(6) 操作后处理:按院感要求分类处理医用废物。洗手,记录操作及牵引情况等。

【注意事项】

(1) 双下肢悬吊牵引适用于3岁以下小儿,牵引以臀部抬离床面1~2 cm。3岁以上者禁用,以免造成肢体缺血坏死。

(2) 海绵带牵引时,松紧要适当,将牵引带调整至肢体对称位置进行牵引。

(3) 下肢皮牵引避免压迫腓总神经,严密观察,认真倾听病人主诉,发现异常及时采取措施,并报告医生。

(4) 注意观察患肢情况,并保持牵引的有效性;注意牵引绳是否受阻,牵引重量是否合适,牵引绳应与患肢长骨纵轴方向保持一致,牵引锤(或沙袋)应悬空,不可着地或靠于床沿。

(5) 骨牵引保持穿针处皮肤清洁,无菌敷料覆盖,每日用75%乙醇消毒,针眼护理消毒时应注意无菌原则。

(6) 预防并发症,注意有无压疮、肺部感染、尿潴留、便秘等。

(7) 健康教育,告知病人及家属如何保持患肢的功能位及有效牵引;指导病人加强患肢功能锻炼。

【操作流程】

一、皮牵引（以一侧下肢骨折行海绵带牵引为例）

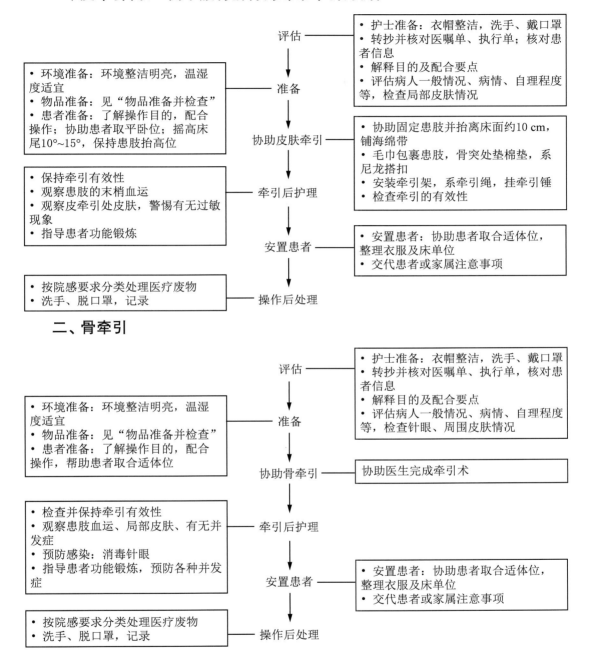

评估
• 护士准备：衣帽整洁，洗手、戴口罩
• 转抄并核对医嘱单、执行单；核对患者信息
• 解释目的及配合要点
• 评估病人一般情况、病情、自理程度等，检查局部皮肤情况

准备
• 环境准备：环境整洁明亮，温湿度适宜
• 物品准备：见"物品准备并检查"
• 患者准备：了解操作目的，配合操作；协助患者取平卧位；摇高床尾10°~15°，保持患肢抬高位

协助皮肤牵引
• 协助固定患肢并抬离床面约10 cm，铺海绵带
• 毛巾包裹患肢，骨突处垫棉垫，系尼龙搭扣
• 安装牵引架，系牵引绳，挂牵引锤
• 检查牵引的有效性

牵引后护理
• 保持牵引有效性
• 观察患肢的末梢血运
• 观察皮牵引处皮肤，警惕有无过敏现象
• 指导患者功能锻炼

安置患者
• 安置患者：协助患者取合适体位，整理衣服及床单位
• 交代患者或家属注意事项

操作后处理
• 按院感要求分类处理医疗废物
• 洗手、脱口罩，记录

二、骨牵引

评估
• 护士准备：衣帽整洁，洗手、戴口罩
• 转抄并核对医嘱单、执行单，核对患者信息
• 解释目的及配合要点
• 评估病人一般情况、病情、自理程度等，检查针眼、周围皮肤情况

准备
• 环境准备：环境整洁明亮，温湿度适宜
• 物品准备：见"物品准备并检查"
• 患者准备：了解操作目的，配合操作，帮助患者取合适体位

协助骨牵引
协助医生完成牵引术

牵引后护理
• 检查并保持牵引有效性
• 观察患肢血运、局部皮肤、有无并发症
• 预防感染：消毒针眼
• 指导患者功能锻炼，预防各种并发症

安置患者
• 安置患者：协助患者取合适体位，整理衣服及床单位
• 交代患者或家属注意事项

操作后处理
• 按院感要求分类处理医疗废物
• 洗手、脱口罩，记录

【评分标准】

牵引护理操作评分标准

项　目	项目总分	要　求	标准分	得分	备注
素质要求	10	着装整齐、修剪指甲	5		
		仪表大方,举止端庄;语言柔和、恰当,态度和蔼可亲	5		
操作前准备	10	洗手、戴口罩	2		
		核对病人信息	2		
		评估病人和环境(包括解释)	2		
		备齐用物	4		
操作过程	50	携用物至床旁,核对	3		
		关门窗,必要时围屏风	2		
		协助医生完成牵引术	5		
		检查牵引有效性	8		
		检查患肢的末梢血运:有无肿胀、青紫、发冷、麻木、疼痛、运动障碍等	8		
		检查局部皮肤情况:骶尾部、足跟皮牵引:护理皮牵引处皮肤,警惕有无过敏现象	8		
		预防感染:骨牵引后做好针眼处护理:用75%乙醇棉签呈螺旋式消毒针眼,由近侧向远侧,消毒范围为6~8 cm,及时擦去针眼处分泌物或痂皮	8		
		健康指导及康复训练:预防并发症	8		
操作后处理	10	将病人卧于合适体位、整理床单位	2		
		交代病人或家属注意事项	3		
		按要求处理用物	2		
		洗手、脱口罩,正确记录	3		
终末质量	10	动作轻巧、稳当、准确	5		
		保持牵引的有效性	5		
理论提问	10	保证牵引有效性的措施	5		
		牵引期间病情观察的主要内容	5		
总分	100		100		

【思考题】

1. 如何保持牵引的有效性?

2. 护理骨牵引病人时,需要重点观察哪些事项?

第二章

外科护理学综合性设计性实验

实验一　休克病人护理

【情境导入】

病人,女,52岁,系排便后出现呕血、黑便2天,加重2小时入院。病人2天前用力排便后出现呕血、黑便,伴有头晕、心慌、胸闷,2小时前再次出现呕鲜血,约600 mL,伴胸闷、气促、出冷汗、心慌、口渴、紧张,为求诊治急诊转入我院,门诊拟上消化道出血收治入院。体检:神志清楚,烦躁不安,面色苍白,四肢湿冷,呼吸浅促,T 37 ℃,P 99次/min,R 28次/min,BP 95/72 mmHg,急诊血常规示:RBC $2.62×10^{12}$ /L,Hb 83 g/L。

【学习目标】

1. 知识目标:掌握休克的概念、分类和临床表现。

2. 技能目标:能够综合运用所学知识为休克病人实施整体护理。

3. 素质目标:具备休克综合急救能力,培养爱伤观念。

【理论知识】

1. 休克的定义

休克(shock)是指机体受到强烈的致病因素侵袭后,有效循环血量骤减、组织灌注不足引起的以微循环障碍、细胞代谢紊乱和功能受损为特征的病理生理综合征,是严重的全身性应激反应。休克发病急骤,进展迅速,并发症凶险,若未能及时发现与治疗,则可发展至不可逆阶段而引起死亡。

2. 休克的分类

休克最常用的分类方法是根据病因分为低血容量性休克、感染性休克、心源性休克、神经源性休克、过敏性休克5类。

3. 临床表现

见表2-1。

表2-1　休克分期、分度与临床表现

分　期	休　克　代　偿　期		休克失代偿期
分度	轻度休克	中度休克	重度休克
神志	神志清楚、兴奋不安	神志尚清,表情淡漠	意识模糊,甚至昏迷
口渴	口渴	很口渴	非常口渴,可无主诉

续表

分　期	休 克 代 偿 期		休 克 失 代 偿 期
皮肤、黏膜色泽	开始苍白	苍白	显著苍白或青紫
温度	正常或发凉	发冷	肢端厥冷
脉搏	100次/min以下,尚有力	100～120次/min	速而细弱,或摸不清
血压	收缩压正常或稍高,舒张压升高,脉压缩小	收缩压为70～90 mmHg,脉压小	收缩压在70 mmHg以下或测不到
周围循环	正常或减少	表浅静脉塌陷,毛细血管充盈迟缓	表浅静脉塌陷,毛细血管充盈极迟缓
尿量	正常或减少	尿少	尿少或无尿
估计失血量	20%以下(800 mL以下)	20%～40%(800～1 600 mL)	40%以上(1 600 mL以上)

【任务】

任务1:情境中病人发生了哪种类型、何种程度的休克? 判断依据是什么?

提示:该病人发生了轻度低血容量性休克(失血性休克)。

依据病人的意识、失血量、生命体征、中心静脉压以及实验室检查结果判定。该病人呕血2次约600 mL,短时间内大量出血,使有效循环血量降低;意识是反映休克的敏感指标,该病人出现烦躁不安、四肢湿冷,且收缩压为95/72 mmHg,呼吸增快,提示病人存在轻度低血容量性休克。

任务2:该病人首要的护理诊断/问题是什么? 应采取哪些紧急护理措施?

提示:体液不足。与大量失血、失液或体液异常分布有关。

紧急护理措施:(1)建立静脉通路,合理补液。迅速开放两条以上静脉通路,选择管腔较大的静脉,如双上肢正中、贵要静脉。一般先快速输入晶体溶液,如生理盐水、平衡盐溶液、葡萄糖溶液等,再输入胶体溶液,如全血、血浆、白蛋白,根据病人血液动力学监测情况调整输液速度,争取有效扩容。

(2)休克体位:将病人头和躯干抬高20°～30°,下肢抬高15°～20°,以增加回心血量和脑血流,避免搬动病人并注意保暖;有条件可穿抗休克裤,利用充气后的休克裤在腹部和腿部加压,可改善组织灌流。

(3)保持呼吸道通畅:观察呼吸形态,了解缺氧程度。清理呼吸道分泌物,遵医嘱吸氧,常规鼻导管吸氧1～2 L/min,严重时面罩给氧6～8 L/min,吸氧时观察病人脉搏、血压、精神状态及末梢循环是否改善,并及时调整氧浓度。

(4)密切观察病情变化:采用心电监护每15～30 min测量体温、脉搏、呼吸、血压1次,同时密切观察精神状态、尿量、中心静脉压、动脉血气分析等。

任务3:针对该病人,除紧急护理措施之外,还应采取哪些护理措施?

提示:(1)床边备抢救药品和设备,如负压吸引装置、除颤仪等,做好抢救准备。

(2)协助医生完善相关检查以明确疾病诊断,同时完善护理评估。

(3)保持正常体温:监测体温变化,可用调节室温和毛毯、棉被等方式保暖,切忌使用热水袋、电热毯等进行体表加温,以防重要器官灌注进一步减少。

(4) 预防意外受伤:该病人烦躁不安,应加床边护栏以防止坠床,必要时可用约束带固定四肢。

(5) 预防感染:严格执行无菌操作技术,遵医嘱用抗生素,指导病人加强营养。

(6) 记录出入量:尤其抢救过程中,应专人记录液体种类、数量、时间等,严格记录24小时出入量作为后续治疗依据。

(7) 心理护理:若该病人紧张,应告知疾病的相关知识,缓解其紧张焦虑的情绪。

任务4:入院2小时后,病人表情淡漠,反应迟钝,面色发绀,冷汗,肢端冰冷,P 120次/min,BP 88/60 mmHg,R 30次/min,尿量15 mL/h,CVP 3.6 cmH$_2$O,这是发生了什么问题? 如何处理?

提示:该病人进入休克失代偿期,属于中度休克,需进行以下处理:

(1) 根据病人心肺功能、血流动力学等情况,适当加快补液。

(2) 密切观察病情变化,持续心电监护。

(3) 遵医嘱给予抗休克药物。血管活性药物:采用去甲肾上腺素、多巴胺或间羟胺等静脉输注,使用时,从低浓度、慢速度开始,每5~10 min测量血压1次,血压平稳后每15~30 min测量血压1次,并按药物浓度严格控制滴数,防止药物外渗,撤药时注意降低浓度和速度后撤出,防止停药反应。

(4) 原发病治疗相关护理,根据医嘱进行手术准备。

任务5:次日早上,病人突发心跳呼吸骤停,作为责任护士,如何处理?

提示:(1) 立即将病人摆放于复苏体位(去枕平卧,置硬板,解开衣扣、裤带,行胸外心脏按压,清除口腔分泌物,保持呼吸道通畅);同时立即通知医生及其他医护人员参与抢救。

(2) 开放病人气道,使用人工简易呼吸器辅助呼吸,并根据情况决定是否进行气管插管。

(3) 遵医嘱使用抢救药和设备,如吸引器和除颤仪等,并积极补充血容量。

(4) 密切观察病情,使用心电监护持续监测病人生命体征,配合医生寻找病因,寻求进一步处理。

(5) 详细记录抢救过程,正确填写危重病人记录单,包括床号、姓名、抢救时间、生命体征、抢救用药、护理措施等。

【拓展训练】

病人,23岁,因"持续性腹痛1日,加重2小时"急诊入院治疗。入院诊断:急性化脓性阑尾炎。当日于全麻下行"阑尾切除术",手术顺利。术后第5日,自诉切口处疼痛加重,伴恶心、呕吐,呕吐物为胃内容物。体格检查:T 39.2 ℃,P 128 次/min,R 28 次/min,BP 80/62 mmHg,神志淡漠、面色发绀。切口皮肤红肿、有触痛,肠鸣音减弱。实验室检查:血常规示 WBC 14×10^9/L,中性粒细胞比值为86%。

任务1:该病人目前出现了什么情况? 其判断依据是什么?

任务2:若你为该病人的责任护士,发现病人异常情况并通知医生,应同时立即做好哪些准备?

任务3:病人突然出现烦躁不安,呼吸困难,口唇青紫,面色灰白,咳嗽伴血性泡沫痰,听诊肺部有湿罗音,医生判定为急性肺水肿,应立即采取哪些护理措施?

实验二　手术室护理工作

【情境导入】

病人,女,46岁,因右上腹阵发性绞痛6小时于14时入住肝胆外科病房,病人自诉进食油腻食物后出现右上腹绞痛,阵发性,伴右肩背部疼痛。入院查体:T 36.5 ℃,P 87次/min,R 18次/min,BP 130/72 mmHg;右上腹深压痛、无腹肌紧张、Murphy征(+)。急诊血常规检查:白细胞$6.51×10^9$/L,中性粒细胞百分比57.1%。上腹部超声提示胆囊颈部可见一强回声光团。初步诊断为胆囊结石,拟行急诊胆囊切除术。完善术前准备后由平车推入手术室。请思考:

1. 作为器械护士,如何进行术前准备、术中配合?

2. 作为巡回护士,如何进行术前准备、术中管理和术后护理?

【学习目标】

1. 知识目标:掌握巡回护士和器械护士的职责和要求,熟练完成手术中配合。

2. 能力目标:能够在遵循无菌操作原则下,进行手术前准备和术中配合。

3. 素质目标:在手术配合中,体现出高度的细心和责任心。

【理论知识】

手术室护理工作,是在无菌操作原则下开展的,其主要任务是保障病人安全和手术高质量地开展。熟练的术中配合、严格的无菌操作原则和管理制度,可有效预防切口感染、减少术后并发症,最大限度保证病人安全、提高手术成功的机会。本实训项目旨在培养无菌观念、达成术中配合的默契。

1. 手术人员的无菌操作原则

(1) 洗手前手术人员准备:换手术室专用的清洁洗手衣裤、拖鞋,洗手衣上衣下摆扎入洗手裤中,洗手衣内原则上不穿高领和长袖衣物。戴好帽子、口罩,帽子遮蔽发际,口罩遮住鼻和口。修剪指甲,手和前臂破损、呼吸道感染者原则上不能参加手术。

(2) 手术人员无菌要求:外科手消毒、穿无菌衣、戴无菌手套。穿好手术衣后,手术衣的无菌范围为肩以下、腰以上、两侧腋前线以内的区域。手术人员手臂应保持在腰水平以上,肘部内收,靠近身体,高不过肩,低不下腰,也不能交叉于腋下。

2. 手术区物品的无菌要求

无菌区内所有物品均应严格灭菌。与病人手术区接触的物品如手套、手术衣及手术用物等疑有污染、破损、潮湿,应立即更换。一份无菌物品只能用于一位病人,打开到手术台后即使未用,也不能留给其他病人使用,需重新包装、灭菌后才能使用。

3. 病人手术区无菌要求

手术区皮肤用碘伏涂擦至少2遍,手术切口边缘应以治疗巾或专用切口贴膜遮盖,仅暴露手术野。切开皮肤前,应再次用75%乙醇消毒1次,皮肤切开后,要更换刀片和相关器械。若需延长切口或缝合前,需用75%乙醇再消毒皮肤1次。手术因故暂停时,切口应用无菌巾覆盖。

4. 手术中无菌操作管理制度

(1)手术物品传递和手术人员位置调换:手术时,手术物品只能由器械护士从器械升降台侧正面方向传递给手术操作者,不能从背侧或头顶传递。手术过程如需调整手术人员位置,同侧手术人员换位时,一人应先退后一步,背对背转身到达另一位置,以防接触对方背部不洁区。对侧手术人员如需交换位置,需经器械台侧交换。

(2)空腔脏器切开的无菌要求:进行胃肠道、呼吸道或宫颈等沾染手术时,切开空腔脏器前,先用纱布垫保护周围组织,并随时吸除外流的内容物,组织切开后,应用碘伏棉球对创面进行消毒,被污染的器械和其他物品应放在污染器械盘内,避免与其他器械接触。污染的缝针及持针器应在等渗盐水中刷洗或者更换。完成全部沾染步骤后,手术人员用灭菌水冲洗或更换无菌手套,减少污染机会。

(3)手术室环境的无菌要求:手术进行时应保持手术室密闭,原则上不应开窗通风或用风扇,空调机风口不能吹向手术台。手术过程中,尽量减少人员走动,以免扬起尘埃,污染空气。手术中尽量避免咳嗽、打喷嚏。每个手术间参观人数不超过2人,参观人员不可过于靠近手术人员或站得太高,也不可在室内频繁走动。

【手术过程配合】

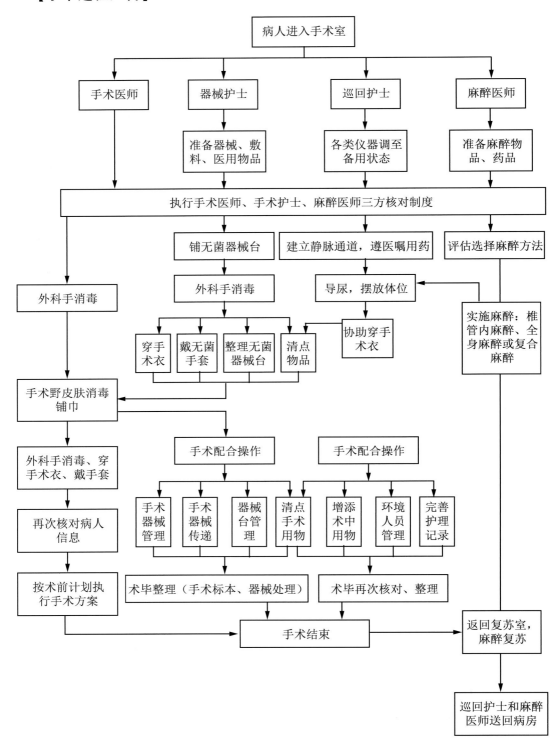

【拓展训练】

病人,男,53岁,汉族,因进行性吞咽困难1月余入院,入院后经胃镜等检查,确诊为食管癌。经过充分的评估和积极准备,病人今日在全麻下行食管癌根治术。手术室护士、麻醉医师和手术医师密切配合,顺利完成手术。

任务:请以小组为单位,组员分工合作,分别扮演手术医师、麻醉医师、第一助手、巡回护士、洗手护士等不同角色,进行角色扮演模拟综合实训。综合实训内容应涵盖术前摆放手术体位、手术人员外科手消毒、手术医师和护士配合消毒铺巾、穿无菌手术衣及戴无菌手套、器械台管理等。

实验三 外科急腹症病人护理

【情境导入】

病人,女性,52岁,因车祸后腹痛伴肛门停止排气、排便一天急诊入院,既往有结肠恶性肿瘤病史1年。入院后查体:病人神志清楚,面色苍白,痛苦面容,蜷曲位,腹式呼吸消失,腹肌紧张,全腹有明显的压痛、反跳痛;肝浊音界缩小,移动性浊音阳性;T 36 ℃,P 113次/min,R 20次/min,BP 92/60 mmHg。急诊腹部CT检查可见盆腔散在积液及游离积气并部分包裹,腹盆腔肠管积气扩张,伴液平面形成;急诊血常规示:白细胞$12×10^9$/L,中性粒细胞百分比81.3%。

【学习目标】

1. 知识目标:掌握外科急腹症病人的临床特点及护理措施。
2. 技能目标:能够运用相关知识对外科急腹症病人进行病情观察并提供护理。
3. 素质目标:具有人文关怀意识及爱伤观念,具备一定救护能力。

【理论知识】

1. 急腹症的概念

急腹症是一类以急性腹痛为主要表现,必须早期诊断和紧急处理的腹部疾病。其临床表现特点是起病急、病情重、进展快、变化多,需及时作出诊断和处理。因此,进行及时的病情观察和评估并采取正确的护理措施十分重要。

2. 外科急腹症常见的病因

常见的病因有感染与炎症、穿孔、腹腔内出血、梗阻、绞窄、血管病变等。

3. 常见外科急腹症病人的临床表现及特点

见表2-2。

表2-2 常见外科急腹症的临床特点

疾病名称	症 状	查 体
急性阑尾炎	疼痛开始于上腹部,逐渐移向脐周,6~8小时后转移并局限于右下腹(转移性右下腹痛)	右下腹有压痛、反跳痛
急性胰腺炎	突然发病,腹痛剧烈,呈持续性、刀割样疼痛,位于上腹正中偏左,严重时向左肩或腰背部放射	左上腹压痛呈带状,血清及尿淀粉酶升高

疾病名称	症状	查体
胃、十二指肠穿孔	腹痛剧烈,进行性加重,以上腹部为主,腹胀、恶心、呕吐,严重者呈休克状态	全腹压痛、反跳痛,板状腹,肝浊音界消失
肠梗阻	阵发性腹部绞痛,伴恶心呕吐、腹胀和肛门停止排便排气	可见肠型和蠕动波,腹部膨隆,肠鸣音改变,全腹压痛,有时摸到肿块
上尿路结石	突发性腰部或上腹部剧烈疼痛,可放射至同侧腹股沟及同侧睾丸或阴唇	患侧肾区轻度叩击痛
急性胆囊炎	常在饱餐、进食油腻食物后或夜间发作,右上腹疼痛逐渐发展为阵发性绞痛,并向右肩、肩胛和背部放射	早期Murphy征阳性
胆管结石	有典型Charcot三联征:腹痛、寒战高热、黄疸	剑突下偏右有深压痛,腹膜刺激征不明显。粪色变浅,尿呈茶色
胆囊结石	突发右上腹或上腹部阵发性疼痛,或持续性疼痛阵发性加剧,可向右肩胛部或背部放射	有时可在右上腹触及肿大的胆囊
急性梗阻性化脓性胆管炎	Reynolds五联征:Charcot三联征＋休克＋中枢神经系统受抑制	剑突下或右上腹部不同程度压痛或腹膜刺激征,肝大并有压痛和叩击痛
胆道蛔虫症	突发性剑突下方钻顶样绞痛,伴右肩或背部放射痛,疼痛无一定规律	体征轻微,剑突下方偶有深压痛
肝破裂	外伤史,右季肋部持续性疼痛,右肩牵扯性疼痛	右上腹压痛,肌紧张,出血严重可致休克
脾破裂	外伤史,持续性腹痛,同侧肩部牵涉痛,出血多致腹膜炎,可呈休克状态	腹膜刺激征不剧烈,出血严重可致休克

4. 外科急腹症的诊断方法

(1)实验室检查:血红蛋白和红细胞计数降低提示腹腔内出血;白细胞计数及中性粒细胞比值升高提示腹腔内感染;尿液中有红细胞提示泌尿系统损伤或结石;尿胆红素阳性提示有胆道梗阻;大便隐血试验阳性多为消化道出血;血、尿淀粉酶升高多为急性胰腺炎。

(2)影像学检查:腹部X线检查、腹部CT、B超、选择性血管造影、MRI、磁共振胰胆管成像(MRCP)等。

(3)诊断性的腹腔穿刺术,用于不易明确诊断的急腹症:① 浑浊或脓性液提示腹腔内有化脓性感染。② 胆汁或食物残渣提示消化道穿孔。③ 不凝血提示腹腔内活动性出血。④ 胰腺或胃十二指肠损伤时,穿刺液中淀粉酶含量增高。⑤ 对疑有盆腔积液、积血的已婚女性病人,可经阴道后穹隆穿刺检查。

5. 外科急腹症的处理原则

外科急腹症发病急、进展快、病情危重,处理时应以及时、准确、有效为原则。

(1)非手术治疗:适应证:① 诊断明确、病情较轻者,如单纯性胆囊炎、空腹状态下溃疡针尖样穿孔或不完全性粘连性肠梗阻等病人。② 诊断明确,但病情危重、不能耐受麻醉和术者。③ 诊断不明,但病情尚稳定、无明显腹膜炎体征者。

非手术治疗具体包括以下内容:① 观察病人生命体征和腹部体征。② 禁食、胃肠减压,补液、记录出入液量。③ 药物治疗:解痉和抗感染治疗。出现休克时,应予以抗休克治疗,同时做好术前准备。④ 观察辅助检查结果的动态变化,有助于及时判断病情变化。

(2) 手术治疗:① 诊断明确、需立即处理的急腹症者,如腹部外伤、溃疡穿孔致弥漫性腹膜炎、化脓性或坏疽性胆囊炎、化脓性梗阻性胆管炎、急性阑尾炎、完全性肠梗阻等病人。② 诊断不明,但腹痛和腹膜炎体征加剧、全身中毒症状加重者,应在经非手术治疗的同时,积极完善术前准备,尽早进行手术治疗。

【任务】

任务1:该情境中,病人最可能的临床诊断是什么?

提示:该病人为急性肠梗阻伴肠穿孔合并急性弥漫性腹膜炎。

该病人既往有结肠恶性肿瘤病史,结合车祸后腹痛伴肛门停止排气、排便一天主诉,并有面色苍白、脉搏呼吸增快等临床表现;以及病人有痛苦面容、蜷曲位,腹式呼吸消失,全腹有明显的压痛、反跳痛及腹肌紧张等体征;辅助检查:腹部CT检查可见盆腔散在积液及游离积气并部分包裹,腹盆腔肠管积气扩张,伴液平面形成,且白细胞及中性粒细胞比例增高。综上可以判断该病人出现了急性肠梗阻伴肠穿孔合并急性弥漫性腹膜炎。

任务2:假如你是接诊的护士,并对该病人进行全面评估,其主要的护理诊断/问题有哪些?

提示:急性疼痛:与肠穿孔后消化液对腹膜的强烈刺激有关。

有体液不足的危险:与禁食水及疾病导致的病人呕吐有关。

知识缺乏:与病人缺乏肠梗阻及肠穿孔相关疾病知识有关。

潜在并发症:低血容量性休克或感染性休克。

任务3:病人生命体征为:T 36 ℃,P 113次/min,R 20次/min,BP 92/60 mmHg。此时你认为哪种卧位适合该病人? 请演示并向病人解释采取该卧位的目的及意义。

提示:该病人可采取半坐卧位。

采取该卧位的目的及意义:① 有利于穿孔后漏出的消化液局限于盆腔最低位,减少感染。② 使膈肌降低,胸腔扩大,改善呼吸功能。③ 降低腹部肌张力,减轻疼痛。

任务4:该病人诊断明确,手术指征明确,拟行剖腹探查术,需要完善哪些术前准备?

提示:(1) 迅速建立静脉通路,遵医嘱给予抗感染、补液、护胃、营养等对症处理。

(2) 遵医嘱给予病人禁食水、胃肠减压。

(3) 遵医嘱予心电监护、吸氧,给予生命体征监测,密切观察病情变化。

(4) 采集血标本、手术区备皮、肌内注射(术前用药)、皮内注射(药物过敏试验)。

(5) 给予病人及家属个体化的心理护理,减轻焦虑和恐惧的心理。

任务5:因病人术前并发弥漫性腹膜炎及术后卧床,责任护士小李发现病人肠鸣音减弱,腹膨,气管内分泌物较多,有痰鸣音。请问该病人可能出现的并发症是什么? 为了减少上述并发症,责任护士小李该如何对病人进行健康教育?

提示:(1) 该病人发生了肺部感染、肠粘连。

（2）指导病人进行深呼吸和有效咳嗽,遵医嘱进行雾化吸入;指导病人术后早期进行床上翻身活动,病情稳定的情况下鼓励病人早期下床活动,逐渐增加活动量和活动范围,促进肠蠕动。

【拓展训练】

章先生,40岁,因上腹部疼痛2天急诊入院。病人神志清楚,皮肤巩膜黄染明显,痛苦面容,入院 T 36.2℃,P 85次/min,R 20次/min,BP 144/78 mmHg,急诊血常规示:白细胞 $17.6×10^9/L$,中性粒细胞百分比89.6%,血小板 $219×10^9/L$;生化检查显示:总胆红素 147.1 umol/L,直接胆红素77.8 umol/L,谷草转氨酶124 U/L,谷丙转氨酶328 U/L;上腹部 CT 显示:胆囊壁厚,毛糙,胆囊炎;MRCP提示:胆囊内多发低信号,肝内胆管及胆总管均可见扩张。

任务1:该病人目前出现了什么情况？ 你的判断依据是什么？

任务2:针对该病人目前的病情,提出可能的护理诊断及护理措施。

任务3:针对该病人的病情,你觉得提供哪种卧位最合适？ 依据是什么？

任务4:该病人在全麻下行腹腔镜下胆囊切除＋胆总管切开取石＋T管引流术,术毕安返病房,全麻清醒,切口敷料无渗血,保留胃管接负压盘行胃肠减压,腹部T管一根接引流袋固定于床旁,右上腹腔引流管一根接负压球,尿管接引流袋,均在位通畅。作为责任护士,如何与手术室护士交接该手术病人？

实验四　手术病人的护理——以食管癌病人为例

【情境导入】

病人,男,73岁,身高170 cm,体重53 kg,退休教师,因进食梗阻感1月余入院。病人2个月前进食时有异物感,吞咽不畅,逐步加重,食欲差。现只能进流质饮食,近2个月体重下降3.5 kg。一周前行胃镜检查提示:食管癌。门诊拟食管癌收住胸外科。入院体检:病人神志清楚,慢性面容,T 36.5 ℃,P 82次/min,R 18次/min,BP 110/70 mmHg,病人睡眠质量一般,未见便血。吸烟40支/日,吸烟史40年,饮酒2两/日,既往有糖尿病病史7年,口服二甲双胍。入院后积极完善相关检查与准备,计划择期手术后,病人对疾病及治疗方式了解,但对手术预后担忧。

【学习目标】

1. 知识目标:掌握食管癌的概念、临床表现以及护理知识。

2. 技能目标:能够综合运用所学知识,为围手术期食管癌病人制订个性化护理措施并实施整体护理。熟练运用营养风险筛查工具(NRS 2002)对食管癌病人进行营养风险筛查,并实施全程营养管理。

3. 素质目标:具有尊重病人的态度和行为,保护病人隐私。

【理论知识】

1. 食管癌的概念

食管癌(esophageal carcinoma)指从下咽到食管胃结合部之间食管上皮来源的癌,是一种常见的上消化道恶性肿瘤,目前被列为全球第八大癌症。

2. 食管癌的典型临床表现

(1)症状:早期常无明显症状,吞咽粗硬食物时可能偶有不适,包括哽噎感、胸骨后烧灼样、针刺样或牵拉摩擦样疼痛。中晚期进行性吞咽困难为其典型症状,先是难咽干硬食物,继而只能进食半流质、流质,最后滴水难进。

(2)体征:大多数食管癌病人体检时无明显阳性体征。应特别注意颈部或锁骨上肿大淋巴结、肝包块、胸腹腔积液等远处转移体征。

3. 手术后病人的护理

(1)体位。

(2)引流管护理。

(3)营养与饮食。

(4)休息与活动。

(5)术后常见不适症状(疼痛、发热、恶心呕吐、腹胀、尿潴留、呃逆)。

(6)术后常见并发症(术后出血、吻合口瘘、呼吸系统并发症、泌尿系统并发症、消化道并发症、深静脉血栓、压疮)。

【任务】

任务1:病人入院后经检查明确诊断为食管癌,无手术禁忌证,拟明日在全麻下行胸腹腔镜下食管癌根治术。作为责任护士,应该做哪些术前准备?

提示:(1)加强病情观察和生命体征监测,及时发现异常给予处理。

(2)饮食和休息:病人NRS 2002评分5分,根据病人体重和生化指标、进食量,计算病人每日需要的能量。指导病人摄入营养丰富、高蛋白、易消化吸收的食物,因进食梗阻营养不能达标的病人需额外补充肠内营养制剂,进行术前营养储备。消除引起睡眠不良的诱因,创造安静舒适的环境,告知放松技巧,促进病人的睡眠。

(3)完善各项术前检查:遵医嘱协助病人完成各项心、肺、肝、肾功能、免疫学检查、CT、内镜、钡餐、凝血酶原时间、血小板等检查,做好交叉配血试验。

(4)消化道准备:术前1~2天开始进流质饮食。术前6小时禁食、术前2小时禁饮。

(5)呼吸道准备:病人有吸烟史,术前要严格戒烟禁酒4周。指导病人进行有效咳嗽练习、腹式呼吸、吹气球等训练。已有呼吸道感染者,术前给予有效治疗。

(6)手术区皮肤准备:手术前1天下午或晚上,督促病人修剪指甲、沐浴及更换病员服。做好手术区皮肤准备,清洁脐部,若皮肤上有油脂或胶布粘贴的残迹,用松节油或75%乙醇溶液擦净。

(7)提前干预康复锻炼:指导病人掌握疼痛自评,学会床上翻身、床上活动锻炼、下床活动"四步曲"等体位训练。

(8)术前宣教:向病人介绍术前和术后常规护理、手术的过程及可能出现的不适和并发症等。

（9）术日晨护理：体温升高或女性月经来潮时，应推迟手术；留置尿管、胃管；遵医嘱给予术前用药；拭去指甲油、口红、取下活动性义齿、眼镜、金属饰品；备好手术所需的物品（病历、影像资料、特殊药品），与手术室接诊人员做好交接；准备麻醉床、监护仪、吸氧装置和术后物品。

（10）特殊准备与护理：病人有糖尿病病史，继续服用二甲双胍至手术前1天晚上，围手术期血糖控制在7.77～9.99 mmol/L。

任务2：病人手术过程顺利，于当日下午16：00安返病房。病人神志清楚，T 36.2 ℃、P 83次/min、R 17次/min、BP 120/75 mmHg，该病人留置有胃肠减压管、鼻肠管、胸腔闭式引流管、纵膈引流管、尿管、中心静脉置管各一根，各引流管在位通畅。作为责任护士，如何与手术室护士进行交接？

提示：手术病人回病房，责任护士与手术室护士交接病人的手术及麻醉方式、术中情况、麻醉恢复室情况及病人当前的情况（神志、瞳孔、肌力、生命体征、皮肤、管道、输液穿刺部位及输入药物情况等）。具体如下：

（1）协助搬运病人：保护各管道的有效连接，防止脱管，动作轻稳，平托起病人后放置于床上。术后病人取半卧位，床头抬高30°～45°。

（2）使用心电监护仪监测病人生命体征，设置监护仪合理报警范围，严密观察病人病情变化。

（3）做好皮肤交接：重点在于骶尾部、骨隆突处皮肤的情况，保护病人隐私。

（4）管道交接：检查中心静脉置管穿刺点有无红肿渗漏、脱出，根据病人病情调节输液速度。检查各引流管是否在位通畅，有无阻塞和扭曲，观察引流液的量、颜色、性质，做好管道标记，妥善固定。

（5）遵医嘱给药、给氧。根据病情需要可给予加温湿化的高流量氧疗帮助病人提高有效通气，改善气道黏液清理功能。

任务3：针对该病人病情，如何制定个性化术后管道护理？

提示：（1）妥善固定各引流管，正确粘贴管道标识，记录管道内置或外露刻度。

（2）引流管需保持引流通畅，定时挤压引流管，避免扭曲、堵塞或弯折。胸腔闭式引流管需观察水柱波动情况、病人有无漏气和皮下气肿。

（3）通过观察引流液颜色、量及性质，判断有无发生出血、吻合口瘘、乳糜胸等并发症。如有异常，立即汇报医生进行处理。

（4）保持切口敷料干燥，观察有无渗血、渗液情况，局部有无红肿、热、痛等炎症反应。

（5）术后做好病人及其家属的健康宣教，说明引流管的重要性，指导病人及家属意外脱管后的应急处理。

（6）鼻胃管留置期间，做好口腔护理，保持口腔清洁，预防口腔感染。

任务4：术后第1天，辅助检查：血常规：HGB 110 g/L，WBC 12.1×10⁹/L；血生化：TP 55 g/L，ALB 30 g/L，PAB 240 mg/L，Glu 16 mmol/L。该病人有无营养风险？如何做好营养支持的护理及血糖管理？

提示：根据营养风险筛查NRS 2002，病人NRS 2002评分为5分，存在营养不良风险，且病人血糖高需做如下处理：

（1）计算病人营养支持治疗的能量，参考25～30 kcal/(kg·d)(1 kcal＝4.18 kJ)和蛋白质1.2～1.5 g/(kg·d)进行经验估算。

（2）给予经中心静脉肠外营养支持(central parentreal nutrition，CPN)，将各种营养制剂配制混合于3 L塑料袋中，称全合一(all in one，AIO)营养液。

（3）病情允许时，给予病人经鼻肠管早期肠内营养(early enteral nutrition，EEN)，重症病人和大手术后的病人实施EEN，建议使用EN输注泵连续输注；病情稳定、耐受良好且接受长期EN的病人，建议使用间歇输注法，以恢复正常的饮食节律；若出现不耐受，建议暂停或降低输注速度至原先耐受的水平后，再逐渐增加输注速度，或将间歇输注改为连续输注。

（4）每4～6小时监测血糖一次，或采用持续葡萄糖监测(continuous glucose monitoring，CGM)了解血糖波动的趋势和特点。

（5）制定个性化的血糖控制目标，持续静脉胰岛素输注并根据血糖波动和胰岛素剂量调整是实现血糖目标的最有效方法。持续静脉泵入胰岛素，减少血糖波动，通常使用短效胰岛素加入生理盐水，浓度1 U/mL配泵，参照病人的血糖水平、术前胰岛素用量等因素来确定胰岛素的用量，根据血糖升降适当调整泵速。谨防病人夜间低血糖的发生。

任务5：术后2天，心电监护示：HR 121次/min，R 28次/min，BP 156/88 mmHg，SPO_2 92％，病人咳痰无力、痰鸣音加重，该病人发生了什么？作为责任护士，应该如何进行处理？

提示：（1）根据病人吸烟40年，40支/天的病史，病人出现咳痰无力、痰鸣音加重，提示病人可能出现了肺部感染。

（2）作为责任护士，应指导病人有效咳嗽及呼吸功能锻炼：

① 密切观察呼吸型态、频率和节律，听诊双肺呼吸音是否清晰，有无缺氧征兆。

② 及时清理呼吸道分泌物，保持气道通畅。协助病人坐位排痰，根据病情协助病人术后1天下床活动，制定床上、床下量化活动方案。

③ 术后每1～2小时鼓励病人深呼吸、吹气球、使用深呼吸训练器锻炼，促进肺膨胀。

④ 痰多、咳痰无力者若出现呼吸浅快、发绀、呼吸音减弱等痰堵现象时，应立即行鼻导管深部吸痰，必要时行纤维支气管镜吸痰或气管插管吸痰。

⑤ 遵医嘱使用抗生素及祛痰药，痰液黏稠者，遵医嘱给予雾化吸入。

⑥ 病人气道干燥且痰液黏稠不易咳出造成的血氧饱和度不升，可使用加温湿化高流量鼻导管通气(humidified high flow nasal cannula，HFNC)改善病人舒适度和依从性，改善痰液清理功能。

【拓展训练】

病人，女，72岁，身高160 cm，体重50 kg，农民，因进食梗阻感2月余入院。病人3个月前进食时有异物感，吞咽不畅，逐步加重，现只能进软食。入院后积极完善相关检查，术前诊断：中段食管癌。排除手术禁忌证后医生为其施行气管内全麻下胸腹腔镜联合食管癌根治术，术后第5天开始，可见胸腔引流管引流液增多，每天500～1 000 mL，色淡血性、浑浊，遵医嘱进行胸液乳糜定性检验。病人体重一周内下降5 kg。

任务1：病人术后的前四天，生命体征平稳，胸液均无异常，无肠内营养禁忌证，作为责任护士,如何进行肠内营养指导?

任务2:胸液乳糜定性结果为阳性,作为责任护士,你认为该病人出现了何种并发症?能否继续实施肠内营养?

任务3:出现此种并发症,且病人体重迅速下降,如果不能继续肠内营养,如何为病人制定营养方案?

任务4:病人经精心治疗后达到出院标准,病人回家后仍需要进行居家营养支持,作为责任护士,如何为该病人做好居家营养管理指导?

实验五　手术病人的护理——以胶质瘤病人为例

【情境导入】

病人,女,34岁,因头痛6月余,加重伴恶心呕吐15天入院。6个月前病人无明显诱因头痛,阵发性发作,偶伴头晕、恶心、呕吐,呕吐物为胃内容物,呕吐后症状有所缓解,未进行诊治。15天前病人症状加重,有二便失禁、语言障碍、记忆力略下降,遂至我院就诊。CT显示:左额部占位病变,考虑为胶质瘤。门诊拟"左额部占位病变"收治入院。自起病以来,病人睡眠不佳、食欲差、二便失禁。查体:T 36.5 ℃,R 18次/min,P 76次/min,BP 116/80 mmHg,神志淡漠,言语迟钝,双瞳等大形圆,直径约3 mm,对光反射灵敏,鼻唇沟无变浅,伸舌居中,额纹无变浅,肌张力均可。

【学习目标】

1. 知识目标:熟悉颅内肿瘤定义、分类和临床表现。

2. 技能目标:能够综合运用所学知识为脑肿瘤病人实施整体护理。

3. 素质目标:具备积极关心病人的态度和行为。

【理论知识】

1. 颅内肿瘤的概念

颅内肿瘤(intracranial tumors)又称脑瘤,原发性颅内肿瘤发生于脑组织、脑膜、脑神经、垂体、血管及残余胚胎组织等;继发性颅内肿瘤是身体其他部位恶性肿瘤转移至颅内的肿瘤。在青少年和年轻成人中,原发性脑肿瘤比转移瘤更常见,而原发性脑肿瘤以胶质瘤多见。

2. 颅内肿瘤的分类

按照《2016年WHO中枢神经系统肿瘤分类》,颅内肿瘤可分为17类,重点划分为以下5大类:弥漫性胶质瘤(低级别星形细胞瘤、高级别星形细胞瘤、少突胶质细胞肿瘤)、脑膜瘤、蝶鞍区肿瘤(垂体腺瘤、颅咽管瘤)、前庭神经施万细胞瘤、转移性肿瘤。

3. 临床表现

(1) 颅内压增高:约90%以上的病人可出现头痛、呕吐、视神经乳头水肿等颅内压增高症状和体征,主要是肿瘤占位效应、瘤周脑水肿和脑脊液循环受阻出现脑积水所致。通常呈慢性、进行性加重过程。

（2）定位症状与体征：颅内肿瘤可直接刺激、压迫和破坏邻近的脑组织及脑神经，出现神经系统定位症状和体征。如癫痫发作、进行性运动或感觉障碍、精神障碍、视力或视野障碍、语言障碍及共济运动失调等。症状和体征因肿瘤所在部位而异。

（3）癫痫：颅内肿瘤病人的癫痫（瘤性癫痫）发病率高达30%～50%，瘤性癫痫的发生及发作类型与肿瘤部位有关，例如运动功能区胶质瘤癫痫发生率高达90%，多为局灶性发作。

【任务】

任务1： 作为责任护士，你认为该病人目前存在的主要护理问题有哪些？

提示：（1）营养失调：低于机体需要量，与恶性肿瘤消耗、食欲下降、营养摄入不足等有关。

（2）睡眠形态紊乱：与睡眠不佳、疾病导致的不适和担忧有关。

（3）有皮肤受损的危险：与二便失禁有关。

（4）潜在并发症：颅内出血、颅内压增高及脑疝、感染、癫痫发作等。

任务2： 予完善一系列相关检查后，确诊为弥漫性胶质瘤，且无手术禁忌证，在全麻下行左侧额叶占位切除术。手术顺利，于当日17:00从手术室返回病房。病人神志清楚，呼吸平稳，T 36.7℃，P 74次/min，R 18次/min，BP 108/79 mmHg，头部敷料外观干燥并留置皮下引流管，保留导尿通畅，作为责任护士，如何做好病人的术后宣教？

提示：（1）全麻清醒血压平稳者可抬高床头15°～30°，如呕吐，立即取侧卧位防止误吸。

（2）暂时禁食禁水，6小时后可试饮水，无呛咳，可进食少量流质饮食。

（3）各引流管均已妥善固定，不可牵拉，折叠，翻身时注意妥善固定引流管。

（4）可适量进行床上四肢活动、翻身等。

（5）术后遵医嘱使用降低颅内压、抗感染、止血等药物，补充营养。甘露醇是术后常用药，可降低颅内压。甘露醇对血管刺激性较大，要求快速输注，输注过程中易出现静脉炎，有条件可选择深静脉置管输注；观察尿量变化，定期监测肾功能和电解质。

任务3： 术后第2天，病人主诉头痛加剧，频繁呕吐，经床边查看，病人左侧瞳孔散大，光反应迟钝，进行性意识障碍，右侧肢体活动受限，请问该病人出现了何种情况？如何处置？

提示： 病人发生了小脑幕切迹疝，应进行脑疝的急救护理。

（1）立即通知医生，采取正确卧位，可抬高床头15°～30°。

（2）立即遵医嘱使用脱水剂20%甘露醇250 mL快速静脉滴注，速尿20～40 mg静推。

（3）保持呼吸道通畅，氧气吸入，若出现呼吸变化或呼吸停止应立即用加压面罩给氧，必要时行心肺复苏、气管插管、机械通气等。

（4）行其他途径减少脑脊液，降低颅内压，准备脑室穿刺包行脑室穿刺外引流。

（5）病因检查和治疗准备：做好CT/MRI检查的准备，必须由医生/护士跟随，带齐抢救药品、器械，并做好急诊手术的准备。

（6）及时记录病人神志、瞳孔、生命体征及肢体活动情况，做好抢救记录。

任务4： 术后第3天，病人情绪不稳定，突发四肢抽搐，牙关紧闭，意识障碍，持续1～3 min后自行缓解。考虑病人术后出现癫痫发作，作为责任护士，应如何进行处理？

提示：（1）立即通知医生。

（2）协助病人平卧，松开衣领，保持呼吸道通畅，如有义齿，则取下，头偏向一侧，防止呕吐导致误吸和窒息。遵医嘱吸氧。

（3）严密观察病人神志、瞳孔、生命体征变化，有无心率增快、血压升高、呼吸减慢或瞳孔散大及大小便失禁等情况。

（4）及时遵医嘱给药，配合治疗，积极抢救。

（5）癫痫发作时不可按压抽搐的肢体，以免引起骨折及脱臼，避免二次伤害。

（6）当病人出现幻视、幻听等异常感觉时，注意防止发生摔伤、烫伤等意外；当病人兴奋发作时，可突发冲动行为，如自伤、伤人、毁物等，遇到此类发作应立即采取紧急控制措施，严格控制行动，以免造成严重后果。

（7）发作停止后安慰病人和家属，检查有无受伤，遵医嘱予以对症处理，大小便失禁者应及时更换床单和清洁衣物。

（8）及时记录癫痫发作时间、持续时间、发作频率、发作类型、停止时间、意识恢复时间，有无头痛、疲乏及行为异常等相关内容。

任务5： 行左侧额叶胶质瘤切除术后，需联合化疗进行综合性治疗。接受化疗后，病人出现剧烈恶心、呕吐等胃肠道症状，作为责任护士，应如何进行对症处理？

提示：（1）病人卧床不方便，起身发生呕吐时，需仰卧，头偏向一侧，以防止误吸。

（2）严密观察病人症状，根据呕吐轻重，遵医嘱给予相应的止吐药。且可根据医嘱在化疗前给予预防性止吐药物。

（3）指导病人及家属进行口腔清洁，鼓励病人漱口，注意口腔卫生，预防感染。

（4）化疗期间，建议合理饮食。鼓励病人少食多餐，指导其食物多样化，进食营养丰富、清淡易消化的流质或半流质食物，禁食生冷、油腻、刺激性食物，保证足够的营养。

（5）呕吐频繁者，可暂时禁食，注意有无水、电解质紊乱，及时补充液体，必要时采用静脉营养支持。

（6）及时更换污染的衣物和床单被套，保持皮肤的清洁干燥，预防感染。

（7）及时与病人沟通，缓解病人焦虑紧张的情绪，树立战胜疾病的信心。

任务6： 经过一段时间治疗，病人病情稳定，生命体征平稳，无不适主诉，医嘱予出院，作为责任护士，如何做好病人的出院宣教？

提示：（1）自我监测：若有发热、头痛、头晕、四肢抽搐等及时来院就诊。

（2）出院后遵医嘱服用抗癫痫药物，不可擅自停药或减少药量，服药期间注意血常规、肝肾功能及血药浓度的监测，根据检查结果遵医嘱调整用药，并告知家属予以配合。

（3）饮食指导：加强营养，保持大便通畅。禁食辛辣、刺激性食物。

（4）心理护理：保持乐观、稳定的心理状态，避免精神紧张、悲观等不良情绪，避免情绪波动，以免引起头痛等不适。

（5）活动与休息：劳逸结合，避免过度劳累和过度用脑；合并神经功能缺损者应继续坚持功能训练；既往有癫痫病史者不能单独外出、攀高、游泳、骑车，应随身携带疾病卡。

（6）定期门诊随访。

【拓展训练】

病人,男,59岁,2年前无明显诱因下发现右眼颞侧视野缺损,当地医院检查未发现原因。近期频发视物模糊伴头晕1月余入院,头颅CT示垂体瘤。无既往病史,查体:T 36.3℃,R 18次/min,P 96次/min,血压102/64 mmHg,神志清楚,呼吸平稳,双瞳孔等大,光反应存在,四肢肌力与肌张力正常,可自行活动,左眼视力粗测下降,右眼无光感。

任务1: 病人入住神经外科后,经全面评估,该病人的主要护理问题有哪些?

任务2: 完善相关术前检查,确定无手术禁忌证,拟在全麻下行经鼻蝶入路垂体瘤切除术。作为责任护士,应完善哪些术前准备?

任务3: 病人于当日下午14:00返回病房,手术顺利。意识清楚,T 36.4℃,P 80次/min,R 16次/min,BP 110/72 mmHg。与手术室护士做好交接后,如何进行术后的护理以及病人和家属的健康宣教?

任务4: 术后第5日,病人鼻腔出现清澈透明液体流出,病人此时出现何种并发症? 如何进行处理?

任务5: 经过一段时间治疗,病人病情稳定,生命体征平稳,无不适主诉,医嘱予出院,作为责任护士,如何做好病人的出院宣教?

第三章

外科护理学临床见习

见习一 普外科护理见习

【见习目标】

1. 知识目标:掌握普外科常见疾病的理论知识;了解普外科新知识、新技术、新业务。

2. 能力目标:能够运用护理程序对病人实施整体护理。

3. 素质目标:具有爱伤观念、救死扶伤的职业素养。

【见习内容】

可依据科室不同时期病种的范围,灵活安排以下见习内容:

(1) 颈部、乳房疾病:见习甲亢、甲状腺肿瘤、甲状腺癌、急性乳腺炎、乳腺癌病人的护理。

(2) 烧伤病房:见习病房消毒隔离、创面深度、面积估计、休克输液、创面处理。

(3) 感染、损伤:见习软组织化脓性感染、败血症、破伤风和各种体表损伤。

(4) 胃、肠疾病:见习胃十二指肠溃疡外科治疗的各种并发症、胃手术前后护理、阑尾炎、肠梗阻、大肠癌、腹外疝、腹膜炎、腹部损伤等,胃肠减压、人工肛门护理。

(5) 肝、胆、胰疾病:见习门脉高压症、胆石病、胆道感染、胆道蛔虫病、急性胰腺炎病例、T形管护理。

(6) 直肠、肛管、周围血管疾病:见习肛管直肠疾病、动脉硬化闭塞症、血栓闭塞性脉管炎、下肢静脉曲张相关检查及手术前后护理。

【见习方法】

深入病房,结合临床病例,在临床教师指导下进行护理评估、提出护理问题及护理措施。见习专科护理操作。

【见习作业】

完成一份见习报告(参考章后的《临床见习报告》)。

见习二　神经外科护理见习

【见习目标】

1. 知识目标:掌握神经外科常见疾病的临床表现、处理原则、护理措施等理论知识;了解神经外科新知识、新技术、新业务。

2. 能力目标:能够运用护理程序对病人实施整体护理。

3. 素质目标:具有关心病人心理、主动学习钻研新业务的态度和行为。

【见习内容】

(1) 见习颅内压增高及脑疝病人的护理。

(2) 见习颅脑损伤病人的病情观察与护理。

(3) 见习颅内肿瘤、颅脑疾病手术前后的护理。

(4) 见习脑卒中、自发性蛛网膜下隙出血的护理。

(5) 见习脑室引流、脱水疗法的护理。

【见习方法】

深入病房,结合临床病例,在临床教师指导下进行护理评估,提出护理问题及护理措施。见习专科护理操作。

【见习作业】

完成一份见习报告(参考章后的《临床见习报告》)。

见习三　胸外科护理见习

【见习目标】

1. 知识目标:掌握各种胸部损伤病人的临床表现和处理原则,能够鉴别各种气胸、血胸的临床特点;掌握胸部损伤、肺癌、食管癌病人的临床表现、处理原则、护理等理论知识。了解胸外科新知识、新技术、新业务。

2. 能力目标:能够运用护理程序对病人实施整体护理;能够运用所学知识,协助胸部损伤病人的抢救;能够协助指导食管癌病人进行术前准备,制定针对性护理措施。

3. 素质目标:具有救死扶伤、人道主义精神;具有观察细致、反应敏捷的临床思维;具有关心病人心理、保护病人隐私的态度和行为。

【见习内容】

(1) 见习胸部损伤的抢救及护理。

(2) 见习呼吸功能训练方法,如腹式呼吸训练、呼吸功能锻炼等。

(3) 见习肺癌、食管癌病人手术前后的护理,包括术后并发症的观察与护理。

(4) 见习胸带包扎法、胸腔闭式引流护理等专科治疗护理。

【见习方法】

深入病房,结合临床病例,在临床教师指导下进行护理评估,提出护理问题及护理措施。见习专科护理操作。

【见习作业】

完成一份见习报告(参考章后的《临床见习报告》)。

见习四　泌尿外科护理见习

【见习目标】

1. 知识目标:掌握泌尿系损伤、梗阻、尿石症、肿瘤等常见疾病病人的临床表现、处理原则等;了解泌尿外科新知识、新技术、新业务。

2. 能力目标:能够运用护理程序对病人实施整体护理。

3. 素质目标:具有关心病人心理、保护病人隐私的态度和行为。

【见习内容】

(1) 见习泌尿系损伤、梗阻、尿石症、肿瘤等常见疾病病人的护理。

(2) 见习泌尿外科常见检查(IVP、KUB、增强CT、CTU)的作用及注意事项。

(3) 见习膀胱冲洗、尿道扩张、尿管或膀胱造瘘管的护理等。

【见习方法】

深入病房,结合临床病例,在临床教师指导下进行护理评估,提出护理问题及护理措施。见习专科护理操作。

【见习作业】

完成一份见习报告(参考章后的《临床见习报告》)。

见习五　骨外科护理见习

【见习目标】

1. 知识目标:掌握常见四肢骨折、脊柱骨折、骨盆骨折的临床表现、特有体征、急救和处理原则;掌握关节脱位、颈椎病、椎间盘突出、骨与关节感染等病人的临床表现、护理要点;了解骨外科新知识、新技术、新业务。

2. 能力目标:能够运用护理程序对病人实施整体护理。

3. 素质目标:具有救死扶伤的理念、关心病人的心理、保护病人隐私的态度和行为。

【见习内容】

(1) 见习常见四肢骨折、脊柱骨折、骨盆骨折、关节脱位、颈椎病、椎间盘突出、骨与关节感染等病人的护理。

（2）见习骨折病人搬运，石膏绷带、牵引、小夹板和支具固定病人的护理。

【见习方法】

深入病房，结合临床病例，在临床教师指导下进行护理评估，提出护理问题及护理措施。见习专科护理操作。

【见习作业】

完成一份见习报告(参考章后的《临床见习报告》)。

临床见习报告

姓　名		学　号		成　绩	
见习时间		见习科室		临床带教老师	

【见习内容】

【收获与体会】

【建议和要求】

教师签名_____　　年　月　日

参 考 文 献

[1] 高凤云, 刘红霞. 外科护理技术[M]. 北京: 北京大学医学出版社, 2023.

[2] 华芬, 胡斌春, 邵乐文. 临床护理技术规范: 外科护理[M]. 杭州: 浙江大学出版社, 2023.

[3] 李乐之, 路潜. 外科护理学[M]. 7版. 北京: 人民卫生出版社, 2022.

[4] 李乐之, 路潜. 外科护理学实践与学习指导[M]. 北京: 人民卫生出版社, 2022.

[5] 中华护理学会手术室护理专业委员会. 手术室护理实践指南: 2022年版[M]. 北京: 人民卫生出版社, 2022.

[6] 王爱平, 丁炎明. 全面临床护理"三基"训练指南[M]. 北京: 人民卫生出版社, 2021.

[7] 鞠梅, 何平. 护理技能综合实训[M]. 北京: 人民卫生出版社, 2020.

[8] 陈孝平, 汪建平, 赵继宗. 外科学[M]. 9版. 北京: 人民卫生出版社, 2020.

[9] 蒋红, 顾妙娟, 赵琦. 临床实用护理技术操作规范[M]. 上海: 上海科学技术出版社, 2019.

[10] 吴肇汉, 秦新裕, 丁强. 实用外科学[M]. 4版. 北京: 人民卫生出版社, 2017.

[11] 姚文山, 周剑忠, 张智慧. 外科护理技术[M]. 2版. 武汉: 华中科技大学出版社, 2016.

[12] 周莉, 鲁娅妮, 张萌芝, 等. 基于床头 iPad 的正念减压疗法结合加温膀胱冲洗液对前列腺电切术后病人膀胱痉挛、病耻感及生活质量的影响[J]. 临床医学研究与实践, 2023, 8(2): 107-109.

[13] 金宗兰, 陈萍萍, 李慎, 等. 分体式膀胱冲洗引流液容器在前列腺增生症术后病人中的应用[J]. 护士进修杂志, 2023, 38(1): 52-56.

[14] 中华医学会肠外肠内营养学分会. 中国成人病人肠外肠内营养临床应用指南: 2023版[J]. 中华医学杂志, 2023, 103(13): 946-974.

[15] 赵敏燕, 卜黎静, 程飞儿, 等. 加速康复外科理念下食管癌微创手术病人围手术期活动方案的构建[J]. 中国实用护理杂志, 2023, 39(10): 744-750.

[16] 刘玮楠, 高艳红. 围术期血糖监测评价及护理要点[J]. 中华糖尿病杂志, 2022, 14(9): 1005-1010.

[17] 吕兰, 罗荣刚, 杨家英, 等. 围手术期肺康复对胸腹腔镜联合食管癌根治术后肺部并发症的影响[J]. 中国康复医学杂志, 2022, 37(3): 343-347.

[18] 刘建荣, 王岳娜, 李小强, 等. 围术期加速康复外科护理对脑胶质瘤病人并发症的影响[J]. 中国肿瘤临床与康复, 2022, 29(7): 883-886.

[19] 中华医学会外科学分会, 中华医学会麻醉学分会. 中国加速康复外科临床实践指南: 2021 五[J]. 协和医学杂志, 2021, 12(5): 658-665.

[20] 赵昭, 佘守章. 湿化高流量鼻导管通气在成人病人围术期的应用现状和研究进展[J]. 广东医学,

2021,42(9):1020-1025.

[21] 杨帆,徐思明,丁晓云,等.舒适护理在脑胶质瘤术后放化疗病人中的应用[J].护理实践与研究,2020,17(17):98-100.

[22] 李杨玲,翁霞玲,李凡.胃癌根治术后腹腔引流管周围渗液护理中造口袋的应用[J].齐鲁护理杂志,2020,26(18):17-20.

[23] 张曼,罗洋,代艺.2018年欧洲加速康复外科协会《食管切除术围术期护理指南》解读[J].护理研究,2019,33(7):1093-1096.

[24] SIMSEK P, OZMEN G C, KEMER A S, et al. Development and psychometric testing of Perceived Preoperative Nursing Care Competence Scale for Nursing Students (PPreCC-NS)[J]. Nurse Education Today, 2023,120: 105632.

[25] YU L, WANG Y, MA D, et al. In-hospital nursing care intervention increasing the effect of vacuum sealing drainage on wound healing: A meta-analysis[J]. International Wound Journal, 2023,20(8): 3371-3379.

[26] WANG X, WANG Y, CHE X, et al. The prognosis and safety of continuous saline bladder irrigation in patients after transurethral resection of bladder tumors: a systematic review and meta-analysis of comparative study[J]. Updates in Surgery, 2023,75(7): 1795-1806.

[27] JIANG S, LI C, HU S, et al. To Analyze the Application Value of Perioperative Nursing Care in Patients with Resected Brain Tumor Accompanied with Epileptic Symptoms under Cortical Electrocorticography Monitoring[J]. Journal of Healthcare Engineering, 2022,2022: 4012304.

[28] NAMDARI S. Editorial Commentary: Hydrogen Peroxide in the Perioperative Skin Preparation is a No Brainer for Shoulder Surgery (Despite Imperfect Data)[J]. Arthroscopy, 2021,37(4): 1141-1142.

[29] SEN C K. Human Wound and Its Burden: Updated 2020 Compendium of Estimates [J]. Advances in Wound Care (New Rochelle), 2021,10(5): 281-292.

[30] ZHANG H, SUN X, WANG J, et al. Multifunctional Injectable Hydrogel Dressings for Effectively Accelerating Wound Healing: Enhancing Biomineralization Strategy[J]. Advanced Functional Materials, 2021,31(23): 2100093.

[31] NIEDERSTATTER I M, SCHIEFER J L, FUCHS P C. Surgical Strategies to Promote Cutaneous Healing [J]. Medical Science (Basel), 2021,9(2):45.

[32] WILLIAMS M. Wound infections: an overview [J]. British Journal of Community Nursing, 2021, 26 (Suppl6): S22-S25.

[33] DEKAY K. Selecting an antiseptic skin preparation agent according to the patient's skin pigmentation[J]. Aorn Journal, 2021,113(6): 646-647.

[34] PEDEN C J, AGGARWAL G, AITKEN R J, et al. Guidelines for Perioperative Care for Emergency Laparotomy Enhanced Recovery After Surgery (ERAS) Society Recommendations: Part 1-Preoperative: Diagnosis, Rapid Assessment and Optimization[J]. World Journal of Surgery, 2021,45(5): 1272-1290.

[35] ZVERINA O, VENCLICEK O, KUTA J, et al. A simple dilute-and-shoot procedure for the determination of platinum in human pleural effusions using HR-CS GF-AAS[J]. Journal of Trace Elements in Medicine &

Biology, 2021,68: 126869.

[36] SHEN H, WANG H, YAN L, et al. Incivility in nursing practice education in the operating room[J]. Nurse Education Today, 2020,88: 104366.

[37] SAN M L, SOTO-RUIZ M N, ECHEVERRIA-GANUZA G, et al. Augmented reality for training operating room scrub nurses[J]. Medical Education, 2019,53(5): 514-515.

[38] IEPSEN U W, RINGBAEK T. Small-bore chest tubes seem to perform better than larger tubes in treatment of spontaneous pneumothorax[J]. Danish Medical Journal, 2013,60(6): A4644.

外科护理实验报告

年　　级:＿＿＿＿＿＿＿＿＿

班　　级:＿＿＿＿＿＿＿＿＿

学　　号:＿＿＿＿＿＿＿＿＿

姓　　名:＿＿＿＿＿＿＿＿＿

注:为便于学生总结和反思,外科护理学实验报告作为实验作业上交教研室。

实验报告一

实验日期：_____　　实验地点：_____

授课教师：_____　　成　　绩：_____

【实验名称】

【实验内容】

【总结和反思】

教师签名：_____　　日期：_____

实验报告二

实验日期：＿＿＿＿＿＿＿＿＿＿＿＿＿　　实验地点：＿＿＿＿＿＿＿＿＿＿＿＿＿

授课教师：＿＿＿＿＿＿＿＿＿＿＿＿＿　　成　　绩：＿＿＿＿＿＿＿＿＿＿＿＿＿

【实验名称】

【实验内容】

【总结和反思】

教师签名：＿＿＿＿＿＿＿＿＿＿＿＿＿　　日期：＿＿＿＿＿＿＿＿＿＿＿＿＿

实验报告三

实验日期：_____   实验地点：_____

授课教师：_____   成　　绩：_____

【实验名称】

【实验内容】

【总结和反思】

教师签名：_____   日期：_____

实验报告四

实验日期：＿＿＿＿＿＿＿＿＿＿＿ 实验地点：＿＿＿＿＿＿＿＿＿＿＿

授课教师：＿＿＿＿＿＿＿＿＿＿＿ 成　　绩：＿＿＿＿＿＿＿＿＿＿＿

【实验名称】

【实验内容】

【总结和反思】

教师签名：＿＿＿＿＿＿＿＿＿＿＿　日期：＿＿＿＿＿＿＿＿＿＿＿

实验报告五

实验日期：_____　　实验地点：_____

授课教师：_____　　成　　绩：_____

【实验名称】

【实验内容】

【总结和反思】

教师签名：_____　　日期：_____

实验报告六

实验日期：_____　　实验地点：_____

授课教师：_____　　成　　绩：_____

【实验名称】

【实验内容】

6

【总结和反思】

教师签名：_____　　日期：_____

实验报告七

实验日期：_____   实验地点：_____

授课教师：_____   成　　绩：_____

【实验名称】

【实验内容】

【总结和反思】

教师签名：_____   日期：_____

实验报告八

实验日期：_____　　实验地点：_____

授课教师：_____　　成　　绩：_____

【实验名称】

【实验内容】

【总结和反思】

教师签名：_____　　日期：_____

实验报告九

实验日期：＿＿＿＿＿＿＿＿＿＿＿＿　　实验地点：＿＿＿＿＿＿＿＿＿＿＿＿

授课教师：＿＿＿＿＿＿＿＿＿＿＿　　成　　绩：＿＿＿＿＿＿＿＿＿＿＿

【实验名称】

【实验内容】

【总结和反思】

9

教师签名：＿＿＿＿＿＿＿＿＿＿＿＿　　日期：＿＿＿＿＿＿＿＿＿＿＿＿

实验报告十

实验日期：＿＿＿＿＿＿＿＿＿＿＿＿＿＿＿　　实验地点：＿＿＿＿＿＿＿＿＿＿＿＿＿＿＿

授课教师：＿＿＿＿＿＿＿＿＿＿＿＿＿　　成　　绩：＿＿＿＿＿＿＿＿＿＿＿＿＿＿

【实验名称】

【实验内容】

【总结和反思】

教师签名：＿＿＿＿＿＿＿＿＿＿＿＿＿＿＿　　日期：＿＿＿＿＿＿＿＿＿＿＿＿＿＿＿

实验报告十一

实验日期：＿＿＿＿＿＿＿＿＿＿＿＿　　　实验地点：＿＿＿＿＿＿＿＿＿＿＿＿

授课教师：＿＿＿＿＿＿＿＿＿＿＿＿　　　成　　绩：＿＿＿＿＿＿＿＿＿＿＿＿

【实验名称】

【实验内容】

【总结和反思】

教师签名：＿＿＿＿＿＿＿＿＿＿＿＿　　　日期：＿＿＿＿＿＿＿＿＿＿＿＿

实验报告十二

实验日期：＿＿＿＿＿＿＿＿＿＿＿＿＿＿　　实验地点：＿＿＿＿＿＿＿＿＿＿＿＿＿

授课教师：＿＿＿＿＿＿＿＿＿＿＿＿＿　　成　　绩：＿＿＿＿＿＿＿＿＿＿＿＿＿

【实验名称】

【实验内容】

【总结和反思】

教师签名：＿＿＿＿＿＿＿＿＿＿＿＿＿＿　　日期：＿＿＿＿＿＿＿＿＿＿＿＿＿＿

实验报告十三

实验日期：_____   实验地点：_____

授课教师：_____   成　　绩：_____

【实验名称】

【实验内容】

【总结和反思】

教师签名：_____   日期：_____

实验报告十四

实验日期：_____   实验地点：_____

授课教师：_____   成　　绩：_____

【实验名称】

【实验内容】

【总结和反思】

教师签名：_____   日期：_____

实验报告十五

实验日期：_____　　实验地点：_____

授课教师：_____　　成　　绩：_____

【实验名称】

【实验内容】

【总结和反思】

15

教师签名：_____　　日期：_____